解放老人

認知症の豊かな体験世界

野村進

講談社

解放老人

認知症の豊かな体験世界

野村　進

解放老人　目次

プロローグ

突然、病棟の風呂場のほうから女性の怒鳴り声がした。

女性の言いつのる罵声《ばせい》は、不思議なもので、離れたところにいると、早口言葉のように聞こえる。

近づくにつれ、

「なまむぎなまごめなまたまご！　なまむぎなまごめなまたまご!!　なまむぎなまごめなまたまご!!!」

と、エスカレートしていくような聞こえ方。それが、風呂場の扉《とびら》の前まで来ると、はっきりとした言葉のひとかたまりとなって、私の耳に飛び込んできた。

「すんな《やめて》ぁ、すんな《やめて》ぁ、なにしてんだぁ！　いいって、わがんね《わからない》ぇって、おれ《わたし》はすんなぁって言ってんだぁ！　ほらぁー！　はえく《はやく》、はえく、これ、なんだず《なんだよ》う《お》ー！」

ここ山形県南部の置賜《おきたま》地方では、年輩の女性が自分のことをしばしば「おれ」

と言うが、それにしてもこの猛々《たけだけ》しさたるや、どうしたわけか。

彼女の怒声に混じって、若い女性の、なだめる声がする。

「おかあさん、アメ、なめる？　おかあさん、アメ、なめる？」

あくまでも柔和な口調で話しかけている。

「もうちょっと待ってろなぁ。終わっからよぉ」

が、そんな声はさっぱり耳に入らないようで、

「あんつぁ《にいちゃん》ー！　ほんげな《そんな》こと、なぁして《どうして》、こがな《こんな》ことするぅー！　ほらぁ、あんつぁー！　なぁにすんだやぁー！　あんつぁー！」

非難の対象は、どうやら男性に移ったらしい。

「あんつぁー！　はえく、ほらぁー！　あんつぁー、なに、なに、なぁにすんだやぁー！　はえく、はえく、なぁにすんだやぁー！　こんちくしょー！　ああ、おっかちゃ《おかあちゃん》ー！　はえく来てけろぉー！　ああ、おっかちゃー！　おっかちゃー！」

活字だけを追えば、まるで虐待を受けているさなかの少女が、必死になって母親の救いの手を求めているように思えるのではないか。

いきなり風呂場の扉があいた。

誰かの制止を振り切って、老女が飛び出してくる。ピンクの愛らしい花柄パジ

ヤマ姿だが、それとは裏腹の憤怒《ふんぬ》の形相である。

「まぁったく、なぁにすんだやぁー！　なぁにすんだやぁー！」

と、まだ怒りがおさまらない。

あとからすぐ、男女のケアワーカーが、こちらは老女とは好対照のほっとした表情であらわれた。

「あーあ、終わったぁ、終わったぁ」

男性ケアワーカーの渡邊真之《わたなべまさゆき》さんは、メガネの丸顔をさらにまんまるにして、文字通り満面の笑みだ。白いゴム長靴に、足元まである白い特大のビニール製前掛け姿は、魚市場で働く人のように見える。

私が、

「いつもこんなに大変なんですか？」

そう訊くと、彼は苦笑して、

「風呂がいやなんですよねぇ、敏江《としえ》さんは」

と言った。

敏江さんは、重いアルツハイマー型認知症のせいで、自分では体を洗うことも湯舟につかることもできない。そこで〝入浴介助〟が必要となるのだが、決まって大暴れに暴れるのである。

その力たるや、七十代後半の女性のものとは信じられぬほどだ。ケアワーカーや看護師がひとりだけでは到底おさえきれないので、ふたりがかりか、場合によっては三人がかりの大騒動となる。

入浴に限らず、食事やオムツ交換、排便などの際の介助を毛嫌いする認知症のお年寄りは、ほかにも数人いる。

怒鳴ったり、はねのけたりは、まだましなほうで、引っかく、殴る蹴る、嚙みつくといった暴力も絶えない。先刻、敏江さんに「おかあさん」とやさしく呼びかけていた女性ケアワーカーも、二の腕の、血がにじんだ引っかき傷を見せてくれた。

通常、風呂に入れば、さっぱりする。食事をとれば、満腹になる。排便後は、すっきりする。いずれも気分がよくなる行為で、これらのお年寄りもそれを実感しているはずなのに、どうして毎度抵抗し暴れるのか。

認知症関連の専門書によると、それは、こうしたお年寄りたちが、入浴や食事や排便で体感した心地よささすら、ただちに忘れ去ってしまうからだとみられている。彼らには、毎回の入浴や食事や排便への介助が、そのつど生まれて初めての体験、それも他者がいきなり強引に干渉してくる戦慄すべき体験としてとらえられているようなのである。

風呂からあがった敏江さんは、もうけろりとした顔で病棟の廊下を歩きまわっている。先刻の恐怖体験は、すでに忘却のかなたに去ったのであろう。

歩きまわりながら、彼女はひとりごとを言いつづける。そうして、自分のひとりごとの世界に、その場その場で目についた第三者を巻き込もうとする。

「おめぇ、こがなとこで、なんしったぁ《なにしてた》」

といった調子で話しかけ、相手が無反応なら、また別の人のほうに移って、同じ言葉を繰り返す。

そこで何らかの反応が返ってきたら、ときに相手の肩を親しげにぽんぽんと叩き、ときに手を引っ張り、

「ほらぁ、ほらぁ、はえく、はえくぅ」

と急《せ》きたてる。相手がなんとなく勢いに気《け》おされて立ち上がると、敏江さんはその手を引いて、病棟の廊下を今度はふたり並んで一緒に歩きはじめるのである。

なにがきっかけだったのかさっぱりわからないのだが、敏江さんは、私をよく巻き込むようになった。

遠くからでも私の姿をみとめると、

「あれぁ、おめぇ、そさい《そこに》たんだかぁ。なんしったぁ」

ぶつぶつ言いながら、おめぇには愛想《あいそ》も小想《こそ》も尽き果てたといった表情でまっすぐに向かってきて、ためらいなく私の手をとり、

「ほらぁ、ほらぁ、はえく、はえくぅ」

と、うむを言わせず歩きだしてしまう。

敏江さんに手を引かれて、病棟をぐるぐるまわる私の姿は、傍目《はため》にはいかにも滑稽であったろう。

けれども、私は別のことを考えていた。

実際にいま自分の手が感じている、敏江さんの手のひらと五本の指が全体で締めつけてくる握力は、そもそもどこから湧きいずるものなのであろうか。

言い換えれば、その力の〝源泉〟はいったいどこにあるのか。

風呂場で絶叫したり、大暴れをしたり、それ以外の日常でも紙オムツの中の大便を手づかみにして看護師に投げつけたり、意のままにふるまう敏江さんは、見ようによっては、何かから吹っ切れた人のごとく映る。そうした人に特有の力強さがあると言ってもよい。認知症患者のこの種の力を、もっぱら否定的にとらえてきたのが従来の見方であった。

しかし、たとえそれがどのようなものであろうと、力には源泉があるはずだ。

そこに至る、これまでとはまったく異なる〝水脈〟がありはしまいか。

もしその水脈が見つかれば、ただただ重く、暗く、ひとかけらの救いもない難病という烙印《らくいん》を押されてきた認知症に、一条の光が差し込むかもしれない。「認知症患者」とひとくくりに呼ばれてきた人びとが、新たな姿で立ち上がるかもしれない。

さらには、認知症の歯止めなき広がりがますます色濃く影を落とす、私たちの〝老い〟への視線が、一変することだってありえよう。

おりしも、私は山形県南陽《なんよう》市の「佐藤病院」という精神科病院にある、通称「重度認知症治療病棟」の長期取材をする機会に恵まれた。

私事《しじ》にわたるが、都内の介護老人保健施設にいる母も「認知症」と診断されて久しい。

ただし、重い認知症に関しては、短期間の取材での見聞と、活字や映像から得た知識しか私にはなかった。そこで、重度認知症治療病棟に入院中のお年寄りの方々に、できるかぎり近づくところから始めようと、心ひそかに決めていた。

二〇一〇年五月下旬、遅い春がようやく闌《た》けていた北国の精神科病院を、私は資料の詰まったスーツケースを引きずりながら訪ねた。

第一話　なめる人

私は、ずいぶん前に、この病棟に来たことがあった。『救急精神病棟』（講談社文庫）というノンフィクションの取材をしていた十年あまりも前のことだ。

そのころから次第に広がりはじめていた「精神科救急」の病棟を、山形県でもつくる計画が本格的に持ち上がったと、知人の精神科病院長から聞いたのである。

日本における精神病の治療が、劇的に変わろうとしていた。従来の薬づけ長期入院型から脱却して、急性の症状が出たときにすばやく治療し、入院もなるべく短期間ですませよう。そういった欧米流の治療方針が、遅ればせながら、わが国にも都市部を中心に根づきつつあった。

いわばその〝地方版〟の取材先として、山形新幹線の赤湯《あかゆ》駅からクルマで十分ほどのところにある佐藤病院を訪れたのだが、そこには本来の取材目的とは違うところで、私の心を揺さぶる何かがあった。

こんな病院が日本にもあるのか（！）。そう感嘆したことを覚えている。

ここには、人が年をとるにつれあらわれてくる、さまざまな病気や障碍《しょうがい》に対応する施設が、軽度から重度まで段階を追って用意されていた。つまり、よくある〝物忘れ外来〟から、たとえば息子夫婦が仕事に出かけている日中だけお年寄りをあずかるデイ・ケア・センター、そして当時の呼び方でいうと「痴呆症」の度合いが比較的軽いお年寄りが入る施設、さらに「重度痴呆症病棟」に至るまで、まさに病院全体が、高齢化社会に対応しているように見受けられたのである（実際にはもっと細かく分けられ、加えて、老若に関係なく精神疾患のある人々がつどう施設もいくつかある）。

当時の呼称をそのまま使うが、「重度痴呆症病棟」はとりわけ衝撃的であった。

私が入室した際には、ちょうどリクリエーションのさなかだったらしく、若い女性職員にリードされながら、お年寄りたちが童謡の「むすんでひらいて」や「めだかの学校」を歌っていた。「むすんでひらいて」のときには、歌に合わせて実際に両手をグーの形にし、今度はパーの形にし、それから手を叩き、最後には万歳をしていた。

俗に、年をとると、だんだん赤子に返っていくという。還暦に赤いちゃんちゃんこを贈るのは、その象徴であり、また「痴呆」の「呆」の字は、一説によると、オムツをあてられた赤子の姿とされる。

私が病棟で垣間《かいま》見たお年寄りたちの無邪気な様子は、まさしくそうした通説をこれ以上ないほど赤裸々な形で突き付けてきた。私は、高齢化社会の近未来像を見た、とさえ思った。

しかし、それは当初予期したものとは、どこかしら違っていた。「どんよりとした、重苦しい、灰色の世界」が身もふたもない従前のイメージだったのだが、そうとばかりは言えない気がしたのである。

ここには、なにか「ほのかな明るさ」がある。それは、白夜の明るさに似ているようだが、決して暗黒の闇夜《やみよ》に存在するものではない。

ひょっとすると、暗夜《あんや》のどん底で老残に苦しむイメージは、私たちが外部から見た印象だけで一方的に造りあげたものではないか。

とかく人は、中年期になって老いを身近に感じはじめるころから、

「ああはなりたくない」

とか、

「あんなふうになったらおしまい」

とか言いだす。

「ああ」や「あんなふうに」とは、老いて記憶を失っていき、大小便の始末も自分ではできず、それでも施設や病院で生き長らえざるをえなくなった肉親や知人の姿をしばしば指している。

だが、現実に「ああ」なってしまったり、「あんなふうに」変わったりした人々には、外部から覗《のぞ》き見ただけではわからない、別の生の実感があるのではないか。それが、あの「ほのかな明るさ」に通じているのではあるまいか。

いま振り返って言葉にすると、既成のイメージに対するそんな違和感が、私にはたしかに生まれていたのであった。

ある程度の期間、このようなお年寄りたちの中にまぜてもらい、腰をすえて見たり聞いたり感得したりすれば、いままでとは異なる認知症のお年寄りの姿が浮き彫りにされるかもしれない。

それは、遅かれ早かれ誰もが直面せざるをえないテーマにもつながっていく貴重な姿であろう。

そのテーマをあえてひとことで言えば、「私の、このかけがえのない人生を、自分なりにこれからどう生き、どのように終えていくのか」――。

確信とまでは言いがたいが、そうした仮説を、何よりも自分の直感があと押ししていた。

私は、二〇一〇年の春を皮切りに、夏からは連日、「重度認知症治療病棟」と改称された佐藤病院第三病棟に通って、そこでまる一日をすごし、たびたび泊まり込みもするようになる。

山形県内から集まってきた五十人近くのお年寄りが、重度認知症治療病棟にはいた。


最初に目についたのは、両手にミトンをした小柄なお年寄りの姿であった。

このミトンは、手製のガーゼ状のもので、車椅子に座っているその人は、首からかけたタオルの端のほうを、ミトンの手で握りしめて口にくわえ、しゃぶったり、もぐもぐ噛んだりしていた。ときおりタオルを口からはずしては、ためつすがめつし、また口に押し戻す。

当然のことながら、タオルもミトンも唾液まみれで、ミトンの先端は黄色く変色している。ミトンを口や手で引っ張っても簡単には抜けないように、手首のところはテープでしっかり止めてある。

あとで看護師から聞いた話だが、こうしないと指しゃぶりがおさまらず、親指の皮膚が裂けて出血してしまったことがあったからなのだという。ミトンもタオルも、看護する側としてはやむをえない苦肉の策のようだ。

私は当初、そのお年寄りの性別がわからなかった。

クリーム色のトレーナーに黒いジャージー姿で、足には白いズックを履いている。洗いざらしのジャージーには、黒い毛玉がいくつも浮いていた。

一見したところ、男性にも女性にも見える。いや、短めの頭髪や、口のあたりにうっすらと生えた髭《ひげ》からして、たぶん男性なのであろう。

言葉は、まるで発しない。看護師やケアワーカーが、食事の介助のおり、口からタオルをはずそうとするときにだけ、しいて擬音語で表現すると、

「ギョエー！　ギョエー！」

といった声を出して抗《あらが》う。その様《さま》のみを即物的に描写すれば、動物がエサを奪われそうになった際の反応と、いささかも変わるところがない。ご家族がまのあたりにしたら、痛ましさに目をそむけるにちがいない光景である。

ところが、佐藤病院の沼田由紀夫院長が、ちょうど回診に来ていたときのことだ。

そのお年寄りの、タオルを断じて口から離さない様子に、沼田院長が冗談めかして、

「んめぇかぁ《うまい》？」

と話しかけたところ、即座に、

「んめぇー！」

大声で、そう答えたではないか。しかも、いまくわえていたタオルを口から離して、

「おめ《あんた》もかねが《たべないかい》？」

と言わんばかりに、車椅子から身を乗り出し、白衣姿の沼田院長に向かって、ぐいと突き出してきたのである。

初老の、ゆったりとした雰囲気の沼田院長は、

「んめぇんだろうなぁ、せつこさん」

と返答して、メガネの下の目を「へ」の字になるくらい細めていたが、私は何かを発見したかのように興奮した。

このミトンをしたお年寄りは、わずかながらでも言葉が話せるのだ。それに、男性ではなく、「せつこさん」という名の女性なのである。

看護師やケアワーカーによれば、節子さんは、つい十ヵ月ほど前まではこうではなかったという。もう少ししゃべっていたし、意思の疎通もはかれた。

節子さんは、地元にある家電製品の下請け工場に長く勤めながら、嫁《とつ》ぎ先の兼業農家を支え、三人の子どもを育てあげた。およそ二十年前に夫と死別してからは、長男夫婦や孫たちと一緒に暮らしていた。

山形は、三世代同居率の高さで日本一をほこる。また、生まれた場所に住みつづけている人の割合も全国一なら、六十五歳以上の高齢者がいる世帯の割合も第一位である。

ただし、家族関係がうまくいっているかどうかとは別の話で、節子さんも気の強い嫁との折り合いが、かねがね悪かった。彼女自身も負けじと気が強かったから、ある日、息子夫婦の家を飛び出して、アパートでひとり暮らしを始めた。

六十代なかばの一大決心であったが、ひとむかし前なら息子夫婦のほうから折れて、どうにか事《こと》を収めたにちがいない。節子さんが結婚して亡夫の両親と同居しはじめた昭和三十年代とは、親子関係から嫁 姑《しゅうとめ》の関係まで何から何までが変わっていた。

それから十年ものあいだ、つまり六十代なかばから七十代なかばまで、彼女の独居生活がつづく。近所での老人同士のつきあいはあったものの、家族はほとんど誰も訪ねてこず、それが結果として認知症の発見を遅らせた。

長男が母の異変に気づいたとき、節子さんはすでに、一時間ほど前に食べたごはんのことすら忘れ、財布や保険証などの貴重品をよく紛失するようになっていた。アパートの隣人の話では、夜になるとひとりで外出し、深夜に帰ってきて部屋をまちがえることもあったという。

そのひとり暮らしの部屋は、テレビでときどき放映される〝ごみ屋敷〟さながらであった。台所の流し台には、食べ終えたままの食器が山と積まれ、部屋のあちこちに排泄《はいせつ》物で汚れた下着がほっぽってあった。

これは都会やその周辺での出来事ではない。三世代同居率日本一の山形の農村部でも、こうした独居老人をめぐる変事が起きている。

節子さんのその後は、残念ながら、おきまりの経緯をたどってしまった。いわゆる〝夜間徘徊〟がひどくなり、やがて帰宅できず、警察に保護されるようになる。息子が重い腰を上げて病院に連れていくと、「アルツハイマー型認知症」と言い渡された。それから何軒もの老人介護施設や病院にあたったが、空きベッド待ちだったり、病状の重さゆえに敬遠されたりして、最後の最後にたどりついたのが、ここ佐藤病院の重度認知症治療病棟だったのである。

入院当初こそ、かろうじて会話はできた。しかし、節子さんの認知症は、たとえて言うなら、坂道を転がりだして相当な加速度がついていた。どんな療法でもリハビリテーションでも、それを押しとどめるには、もはや手遅れのようであった。

いつのまにか指しゃぶりが始まっていた。その頻度も程度も、たちまち尋常ではなくなって、まわりからすると、あれよあれよという間に現在のミトン姿に立ち至ったのである。

病棟での節子さんのお気に入りの場所は、窓ぎわの一角の日当りが一番よいところで、日中はたいていそこですごし、ミトンをした手で始終タオルを頬張っている。

ほかのお年寄りとの接点は、まったくない。誰も近寄らないし、彼女のほうからも近づこうとしない。

いや、ひとりだけ節子さんにちょっかいをだすバアちゃんがいた（「バアちゃん」と、私もこちらの人にならって「ちゃ」にアクセントをつけて言うことにしよう）。ハナさん、八十三歳である。

ハナさんも車椅子に腰かけており、節子さんと同様、その車椅子を自力では動かせない。だから、節子さんが大テーブルの隣にやって来る食事のときだけが、ちょっかいのチャンスである。

ハナさんは、歌うような調子で節子さんをたしなめる。

「おめ、そげに《そんな》べちゃべちゃべちゃべちゃして、赤ん坊でもあんめえに、そげなことしんな《やめなさい》」

そうして、片手を懸命に伸ばし、タオルなめを制止しようとする。ところが、いつも、あと少しのところで届かない。片手を空《くう》に泳がすばかりだ。

一方の私は、ハナさんのそのひとことに、はっとさせられたのであった。節子さんがそんな「赤ん坊でもあんめえ」姿になってしまったのは、赤ん坊のときのように誰かに甘えたかったからで、それは十年間もわが子らに放っておかれた寂しさのあまりだったにちがいない。そう思い及んだのである。

にもかかわらず、節子さんは持ち前の人の良さを失っていない。

沼田院長に自分がなめていたタオルを差し出したときには、そのちぐはぐさが看護師やケアワーカーらの笑いを誘ったけれど、あれは節子さんが自ら「おいしい」と信じるものを他人にも分けてやろうとする心根《こころね》のあらわれなのだ。

もし、元気だったころの節子さんと、ローカル線でたまたま向かい合わせに乗り合わせたとしたら、どうだろう。私は、そんな空想にふけってみる。

節子さんは自分が食べていた煎餅《せんべい》か何かを、必ずや私にすすめるはずだ。その煎餅は、きっと堅《かた》焼きの溜《た》まり醤油味であろう。

私は、こういうバアちゃんたちと、駆け出しの記者だった二十代のころから何度も出会ってきた。彼女らは、つらいことも多かった取材旅行の〝救いの神〟たちであったと、いまにして思う。

もっとも、ハナさんは、そうした節子さんの内面にはいっさい無頓着のようで、一刻も早く「べちゃべちゃ」をやめさせたくてしようがない。

「ほれっ、べちゃべちゃしんな。べちゃべちゃしんなって言ってんだぁ」

片手を伸ばしては、むなしく空を切っている。

むろん、そんな介入に動じる節子さんではない。ハナさんには目もくれず、ひたすらタオルなめに没頭している。

やがてハナさんは、そばにいる私に気づくと、いたずらを見つけられたおてんばな少女のような笑顔になって、

「こいづ《このひと》、あだま《あたま》、パァーさなってんだぁ」

しゃがれ声で言いつつ、手のひらを自分の頭の横でパァーっと広げてみせた。

なんだか仲間の失態の言い訳をしているように、私には聞こえた。ハナさんは節子さんを嫌っているのではなく、ただ立ち直らせようとしているだけなのだと、そのとき彼女の真情にふれた気がした。

第二話　ファンタジー

　ハナさんが俄然注目を集めたのは、ある日のリクリエーションの時間であった。

　急にハナさんが両手を突っ張って、車椅子から腰を浮かせ、

「ほらぁ、なぁにしてんだぁ！」

と激しく怒りだしたのである。

　少し離れたところにいた作業療法士の女性が、飛んできて尋ねる。

「ハナさん、なに怒ってんだぁ？」

　ハナさんは、車椅子から彼女を見上げ、

「村、焼けんの、みんな見てるから」

と急《せ》き込むように訴える。

「村、焼《や》けん《ける》だが《のですか》？」

「んだ」

ハナさんは確信をこめてうなずき、

「みんな、それ、黙って見てるんだから」

と口をとがらせて言う。

だが、先ほど怒りだしたときの切羽詰《せっぱつ》まった剣幕は、早くも失《う》せ、愚痴をこぼす口調になっている。

そのとき大広間のデイ・ルームに着席していた二十数人のお年寄りたちは、別の女性作業療法士の音頭で、懐《なつ》メロの「かえり船」を口ずさんでいるところであった。

前方の、使い込まれて少々くたびれた感じのホワイト・ボードには、

波の背の背に
揺られて揺れて
月の潮路《しおじ》の
かえり船

歌詞をつづった模造紙が、丸いマグネットで四隅《よすみ》をとめられ貼ってある。

そのさなかの突然の怒声に、お年寄りの何人かはハナさんのほうにとろんとした目を向けたが、表情はほとんど変わらず、引きつづき喉《のど》から洩れ出すような小声で、

「ゆぅめぇ《夢》もぅ《も》　わぁ《わ》びぃ《び》しぃ《し》くぅ《く》　よぉ《よ》みぃ《み》がぁ《が》えぇ《え》るぅ《る》」

などと歌っているのであった。

ああ、昭和の歌謡曲には哀しい歌が多かったなぁ……。そんな感慨が脳裏をかすめたが、ふと「ハナさんは？」と見れば、もうすっかり平静な様子で、

「（歌手の）田端《たばた》義夫って人がよ、白いギターたがって《かかえて》よ、水兵さんみたいなかっこして歌った歌だな」

と、田端義夫なんて見たことも聞いたこともなかろう二十代の女性作業療法士に、正確な説明をしているのである。

逆に、私のほうが面食らってしまった。

ハナさんは、ついさっき、自分の村が焼けるのが見えると言ったではないか。

そんな火急のおりに、何もしようとしない村の連中に激怒したばかりではないか。

認知症のお年寄りが、こうした幻視をときに語る事実は、看護や介護の現場ではよく知られている。

とはいえ、ハナさんの罹《かか》っているアルツハイマー型認知症ではさほど頻繁ではなく、「レビー小体《しょうたい》型認知症」という別のタイプの認知症にしばしばあらわれる。

あのときハナさんには、たしかに燃え盛る炎が見えたのであろう。それが、自分の暮らしてきた村を焼き尽くすように思えたのであろう。

この程度の想像なら私にもできるのだが、かくも短時間のうちに、ふだんの現実の世界に立ち戻れるものなのか。しかもハナさんは、戦後まもなく田端義夫が歌っていたときのステージ衣装まで克明に思い出したのである。

結論を言えば、それは珍しくも何ともないことのようだ。幻視や幻聴の世界に入り込むのは一時的で、大半がすぐまた元の世界に舞い戻ってくると、精神医学の専門書には記されている。

私から見ると、ハナさんの幻視は、不謹慎かもしれないが、「ファンタジー」と呼びたくなる要素にあふれている。

たとえば、ある日の食事時、自分が座っているテーブルのうしろの壁を指さして、

「ここ、あけろぉ」

と、そばにいた私にうながす。

——ここ、壁だから、あかないですよ。

「ここあいて、汽車、ダァーっと来っから」

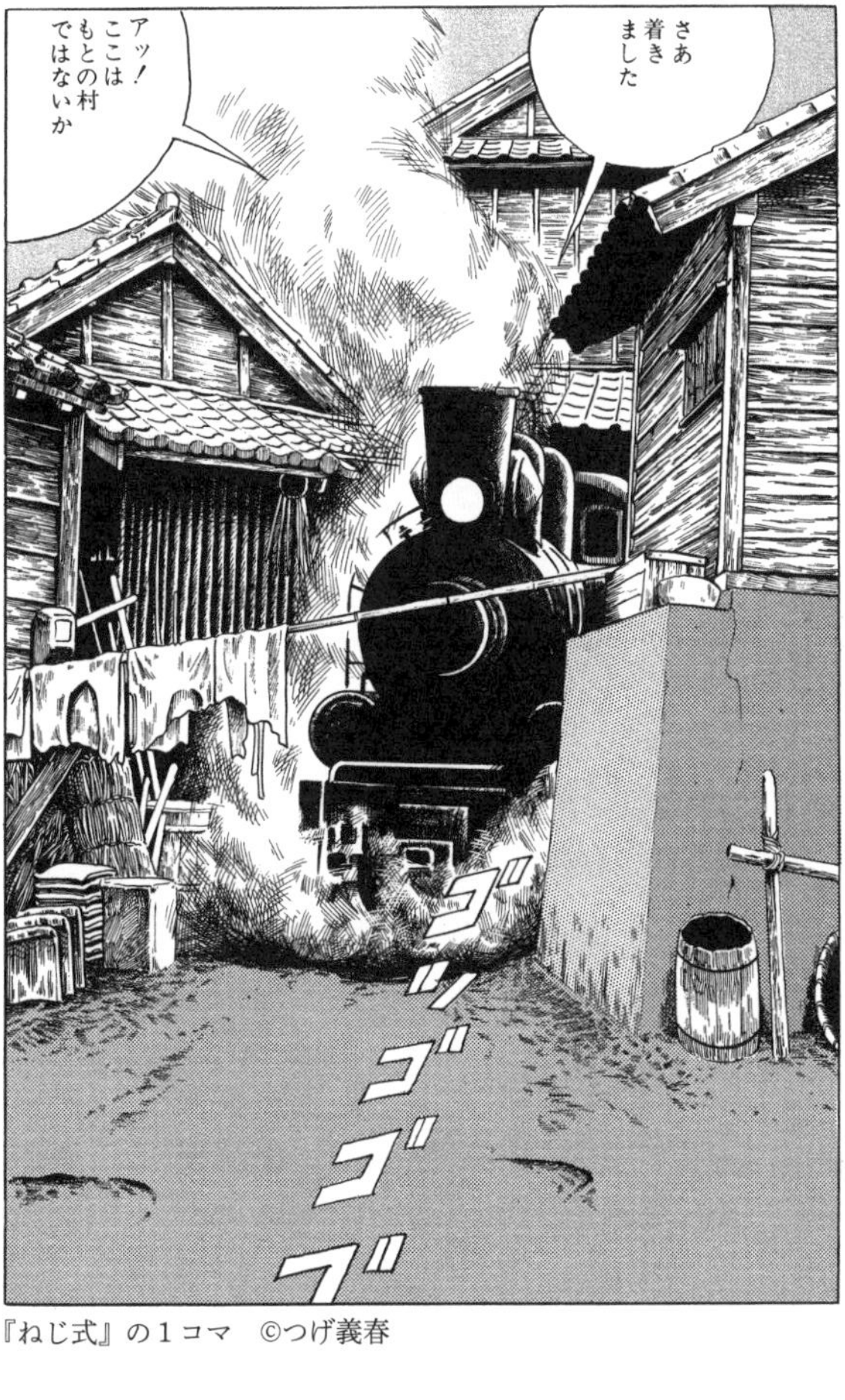
さあ着きました
アッ！ここはもとの村ではないか

『ねじ式』の１コマ　©つげ義春

——汽車が来るんですか?

「んだ」

——ところで、ハナさん、今いるここはどこなの?

「さむらい屋敷だぁ」

——さむらい屋敷ですかぁ(!)。

「んだ」

ハナさんは、あたりめえなことを訊くもんでねえ、という表情でこう言ったのだが、私は心底、感に堪えなかった。

いや、そんな気どった言い方はよそう。

「ハナさん、すごいイマジネーションだね!」

まわりに誰もいなければ、そう感嘆の声をあげて、彼女の肩を軽く叩きたい衝動に駆られたほどなのである。

だって、さむらい屋敷の壁が突如まっぷたつに割れて、汽車が轟音とともに飛び出してくるのだ。まさしく、つげ義春の『ねじ式』の世界ではないか。

また、別のおりには、

「霧雨がサァーっと降って、天皇陛下が二十人くらい来たからぁ。いろんなもん、たがって《かかえて》よぉ」

例によって、歌うような口調で言う。

霧雨の中を二十人もの天皇が、いろいろなものを抱えてやって来る。その「いろんなもん」とは何かを尋ねても返事はなかったけれど、ハナさんの幻想的な心象風景には驚かされるばかりだ。

あるいは、こんなこともあった。

昼食後、看護師やケアワーカーがテーブルの上を片づけているそのかたわらで、ハナさんは目を細め、室内を見晴るかすようにしている。

「あれ、いちろうの船かな。夢さ浮かんでた。……三隻も四隻も逃げた」

遠くに目を凝らしたまま、夢幻《むげん》のようなイメージをつぶやく。

「いちろう」は「一郎」であろうか。ハナさんの息子たちの誰かかと思い、念のために調べたが、その名の男児はいなかった。

「いちろうの船」をハナさんが幻視しているさなか、向かいのテーブルの老女が突然、擬音語で言うと、

「クワァッ！」

としか表現できない大声をあげた。

ハナさんが、うんざりげな顔で言う。

「あのババと相撲とって、ぶなげた《ぶんなげた》」

私は、またもや意表をつかれる。

――相撲ですか？

「んだ」

――どっちが勝ったの？

「そりゃあ、こっちは人間で、あっちは熊だがらよ」

――あのバアちゃんは熊なの？

「んだ」

――じゃあ、ハナさん、負けたんだ？

「おれが勝った」

あまりにもきっぱりとした言い方に私は思わず吹き出したのだが（第一、相撲で熊をぶん投げて勝つなんて、足柄山《あしがらやま》の金太郎でもあるまいし）、その一方で、中断された「いちろうの船」の話も気になる。

――さっきの話だけど、船が見えたんですか？

「んだ」

そこで急に、両手で縄か何かをたぐり寄せる恰好をしはじめる。

――ハナさん、何してるの？

「おれの船で昆布とって」

——昆布ですか？

「んだ。それをカマボコにすんだかなんだか」

——昆布のカマボコ？

「いやいや、国勢調査に来たのよ」

話題がまた一変した。

「国勢調査に協力してけろって言うからよ」

——国勢調査が、ここにも来たんですか？

「んだ」

——国勢調査の係の人に、ハナさんも会ったの？

「んだ」

誤解なきように言い添えると、ハナさんが現実の世界に引き返してきたわけではない。「国勢調査」も、ここで実際にあった出来事ではないのである。

すると、「昆布」から「国勢調査」への飛躍は、いったい何が引きがねとなったのか。

もしかすると、「こんぶ」も「こくせいちょうさ」も「こ」で始まるから、しりとりのように語尾ではなく、語頭から語頭へと単語が引き継がれたのかもしれない。過去の取材でも、統合失調症の患者さんが、あたかも連想ゲームのように話をつむいでいく場面に、私は何度か立ち会っている。

ふと気づくと、話し込んでいる私たちのうしろに、この病棟の責任者である黒沢絹枝看護師長が立っていた。ハナさんのほうに向かって中腰になり、ごく親しげな口調で、

「ハナさん、この人、だぁれ？」

と私に目配せする。

間髪《かんはつ》をいれず、ハナさんが答えた。

「巡査だぁ」

私は、図星を指されたかのように、どきりとした。

先年亡くなった作家の吉村昭は取材先でよく刑事にまちがえられたというが、私はなんと「巡査」である。

ハナさんへの質問の仕方が、彼女には「尋問」と受けとられていたのかもしれない。それとも、あちこちを見まわり監視する「巡査」と相通じるものを、私の病棟での挙動に感じていたのであろうか。

ハナさんと黒沢看護師長との会話——。

ハナ「(この巡査に) おそるおそる話したんだけどよぉ、現場のこと」

黒沢「現場って、どこの現場だぁ？」

ハナ「死体が出た現場」
黒沢「何の死体？」
ハナ「隣組の人だぁ」
黒沢「隣組の人？」
ハナ「陛下の娘だぁ」
黒沢「隣組の人でねえの？」
ハナ「(急に目をそらし) あっ、べこ《牛》だ！」
黒沢「どこ？」
ハナ「ほれ、ほご《そこ》に (と、斜め前方を指さす)」

虚空に牛が走ったのであろうか。

と思いきや、
ハナ「あっ、犬だ！」

黒沢「どこ？」

ハナ「ほご (と、先ほどとは別の方向を指さす)」

今度は、犬が目の前に放たれたのか。

黒沢さんは、ハナさんに話しかけていた中腰の姿勢から、どっこいしょと背筋を伸ばして、

「べことか犬とか、ハナさん、にぎやかだねえ」

と、おおらかに笑っている。


だしぬけに、ハナさんがこんな話を始めた。

「おれ、農業してたんだぁ。田んぼが八反歩（二千四百坪、つまり八十アール弱）あってよ。畑じゃキャベツ、長ネギ、長芋つくってた。荒れ地ば掘り起こして耕せば、畑さなるもんだぁ」

この話は事実である。ハナさんは、戦前に当時の尋常小学校を終えてから、ずっと農業にたずさわってきた。

農家に嫁ぎ、ふたりの息子を生み育て、夫の死後は、大衆食堂を経営するようになった長男の一家と同居していた。

「野菜は買ったほうが安いごで《だろうね》。でもよぉ、バアちゃん《おしゅうとめ》が（畑仕事を）すねくって《しなくて》、おればっかり（野菜を）切ってよぉ」

姑《しゅうとめ》の分まで働かされた嫁のころの不満が、不意に顔を出す。

ハナさんはいま八十三歳だが、

「（そこにはいない）人の声がする」

と言いだしたのは、八十一歳になってすぐのころだ。

やがて、

「カネ盗られた」

「このうちさ泥棒いる」

「ねずみが見える」

といった不可解な言辞が増え、家族との会話がだんだん成り立ちにくくなった。

長男が近くのメンタル・クリニックに連れていくと、やはり近在の、認知症患者を日中だけあずかるデイ・ケア・センターを紹介された。それ以降、平日の昼間はそこですごし、夕方から翌朝までと、土曜・日曜・祝祭日は一日中、自宅で家族に介護されるようになる。

しかし、いわゆる〝もの盗られ妄想〟は悪化するばかりであった。おまけに、長男の妻が出す食事まで、

「毒へってる《はいってる》」

と疑いはじめ、夜も眠らず家の中をうろうろしたり、厳冬の深夜、カギのかかっている玄関の戸をあけて、大雪の外に出ようとしたりした。家族が止めに入ると、大声を出して暴れた。

このようないきさつで半年前に佐藤病院に連れてこられ、「アルツハイマー型

認知症」と診断されて入院することになったのである。

その後、主治医との話し合いの席で、ハナさんの容態が急変した場合の延命処置について尋ねられた長男は、

「それは……、希望しません」

ぽつりと、そう言った。

これは、しかし、冷淡さからではなく、想像するだに忍びない痛ましさから出た言葉であったろう。

ハナさん本人にとっても、現在の最大の関心事は、墓と死のことのようだ。

「墓なおすのに、六十八万かかった。墓に花とだんご二百個そなえねばなんねのに、だんごが辛いのしょっぱいのと文句いわれてハア、やんだくなった《いやになってきた》」

――それは気が重い話ですねぇ。

「ここ一年のあいだに家族七人死んだず。とうちゃんもかあちゃんも、みんな死んだず。墓石《はかいし》に、ひとつ六十万とか六十五万とかかかったぁ」

――六十八万でしたっけ?

「六十八万。んで、息子が死んで、二番目の息子も死んで」

――あれっ、ご健在でしょう?　ご長男、あしたお見舞いに来られるって言ってましたよ。

「(それには答えず) ババがあるから、孫もあるだ。おれの年金、孫が取ったり使ったり。ほうしてじっちゃんがなぁんにも言わねえから、土地ば取らっちゃ《とられた》」

ほうして《おまけに》

さまざまな思い違いも、まちがいなく入り混じっている。しかし、それらを取り払ってみれば、ハナさんが心の奥底でひとえに気にかけているのは、家族のことなのだとわかる。

痩身《そうしん》で口数の少ない長男によると、ハナさんは根っからの働き者であった。いまハナさんが上体を思い切り左斜めに傾けている姿勢からも、そのことはうかがえる。

放っておけば車椅子から転落してしまうため、腰のあたりに安全ベルトが巻かれているのだが、そのベルトが腰に食い込むほどだ。この見るからに窮屈そうな体勢のまま、右手で乾拭《からぶ》きでもするかのように、テーブルの上をなでまわしつづけるのである。

さすがにくたびれるのだろう。ときおり手を休め、今度は左手で腰や足をさすっている。

テーブルに手を伸ばしているあいだは、日常業務をこなす職業婦人の顔だが、足腰をさするときには、無理がきかなくなった体を嘆く、いかにも情けなさそうな表情になる。農業のかたわら、こんなふうに大衆食堂のテーブルふきを手伝ったりもしながら、働き詰めに働いてきたにちがいない。

ハナさんの勤勉いちずの人生を振り返ると、入院後しきりに見るようになった、しばしば極彩色のシュールな光景は、その〝ご褒美《ほうび》〟のひとつとは言えまいか。

私は以前、認知症の進行とは裏腹に、眠っていた画才が目覚め、ついには個展まで開くに至った八十代の女性を取材したことがある（拙著『脳を知りたい！』〈講談社文庫〉に詳述したので、ご関心のある方はお読みいただきたい）。絵心がまったくなかったお年寄りに降って湧いたかのようなこの驚くべき出来事は、のちに映画化され、ひとしきり話題になった（小菅もと子原作・松井久子監督の「折り梅」、認知症の老女を演じたのは吉行和子である）。

周知のとおり、アルツハイマー型認知症では脳細胞が徐々に抜け落ちて、櫛《くし》の歯が欠けるように、脳がスカスカになっていく。ところが、こうした脳細胞の剝《はく》落《らく》によって、逆に重しがとれたかのごとく、病前には抑制されていた能力が開花する場合も、ごく稀《まれ》にせよあるのだ。

ご褒美というのは、私が無理やりこじつけた話ではなく、前例にもとづくものなのである。

そう、ハナさんのような人の人生には、もっとご褒美があっていい。生きているうちに、長年の苦労が報われるときがあっていい。

第三話　待つ男

源五郎さんは待っている。

自動ドアの開閉口のところで待っている。

何を待っているのかって？

脱出するチャンスを待っているのである。

たとえば、この重度認知症治療病棟に入院している誰かの家族が見舞いに来て、面会後、帰ろうとする。その機会を狙って、源五郎さんは一行に背後から忍びより、透明な自動ドアがあくと、そのまま他人の家族と一緒に出ていこうとするのである。

この自動ドアは、むろん誰が前に立っても開くわけではない。そんな造りにしたら、外にさまよい出てしまうお年寄りがあとを絶たなくなる。

それゆえ、入室の際には外付けのインターホンで素性を明らかにし、また退室のおりには、ナース・ステーションにいる看護師らの職員にひと声かければ、その開閉ボタンで自動ドアを開《あ》けたり閉めたりしてもらう仕組みになっている。

「自動ドア」とはいえ、正確な意味の「自動」ではない。

よたよたした足どりで他の家族に近づく源五郎さんのハゲ頭は、監視カメラを通じてナース・ステーションのモニターに、粗い粒子の画面で映し出されている。

「あっ、また」

女性看護師のひとりが短くつぶやき、小走りでナース・ステーションから廊下に飛び出していく。

「源五郎さぁん、ダメよぉ、ダメぇ！」

廊下に声が響きわたる。

帰りがけの見舞いの家族が、いっせいに振り向く。うしろを見ると、よその知らないジイちゃんがちょこんと立っているので、困惑気味の笑顔が広がる。

「あっ、すいませぇん！」

女性看護師は、すばやく源五郎さんに駆け寄って、腕を組む形になり、

「あっ、どうぞお帰りください。おつかれさまでしたぁ！」

と、面会の家族を見送る。

それから、自動ドアの閉鎖を確認し、源五郎さんと腕を組んだまま廊下を引き返してくる。このふたりのポーズと年齢差および性別だけを見れば、さながら結婚式でバージン・ロードをしずしずと歩む父と娘のようだ。

「看護婦さん、あけておごやえ《ください》」

源五郎さんは無表情のまま、ひたすらかきくどく。

「あけておごやえ、あけておごやえ、あけておごやえ、あけておごやえ、あけておごやえ……」

看護師が根負けせず、連れ帰ろうとすると、

「こんげなごど《こんなこと》していたくねえからよ。丁寧に『おごやえ』ってお願いしった《した》んだぜぇ」

色をなして言う。

看護師が、

「でもね、源五郎さん、入院されてるんだから」

となだめても、

「(カギを)ガチャガチャとあけてけろぉ《くれよ》。うづさけらねえ《うちにかえらない》と困るんだぁ」

そうごねて聞かない。

源五郎さんは、長そでトレーナーにジャージーのズボン、足にはズックという、ここでよく見かける恰好だが、ふだん首から手ぬぐいを下げているところが、ほかのジイちゃんたちとは違う。

もう少し細かく言うと、その白地の手ぬぐいは首の前で結ばれておらず、首のわきから、右のほうが左よりもアンバランスに長く垂れ下がっている。源五郎さんは、手ぬぐいの右側でよく目をぬぐうので、そうなっているのである。

「看護婦さん、お願いだ。帰してけろぉ。クルマ出して、送ってってけろぉ」

「でも、源五郎さん、ここ病院ですから、もう少しお休みしましょ」

こんなやりとりが幾度も繰り返され、さすがの源五郎さんも結局まるめこまれる形となるのだが、やはりどこか片づかない顔で、また廊下をよたよたと自動ドアのほうに戻っていくのであった。

あるとき、ケアワーカーの渡邊真之さんが、やや唐突に尋ねた。あの敏江さんの入浴介助で、怒鳴られたり引っかかれたりしながら奮闘していた丸顔の男性である。

「源五郎さんは、なして《なぜ》『源五郎』っていうの？」

それは、私もぜひ知りたい事柄であった。

一家の五男坊でもないのに、どうしてまた、池や田んぼでちょろちょろ泳いでいる黒っぽい虫と同じ名前をつけられたのか。

しかし、いくら待っても、返事はない。気まずい沈黙がつづいたが、源五郎さんは言い淀んでいるふうでも、かといって質問に対して怒っているようでもない。ただ無表情のまま、口をつぐんでいる。むかし子どもだったころ、名前でからかわれたことがあるはずなのだが、能面の枯れた翁《おきな》のような表情を前にすると、私もそれ以上は訊けなかった。

病棟での源五郎さんは、無断で出て行こうとする行為以外は、ほとんど手のかからない人だ。

就寝時だけ紙オムツをされているが、トイレには自分ひとりで歩いていけるし、食事も入浴も介助なしでこなせる。食後など、トレーを配膳車のところまで両手で運んでいく気くばりもある。

こうしたことだけでも、介護や看護をする側には大助かりなのに、源五郎さんは自分専用の水色のマグカップを流しで手洗いして干したり、床に落ちているティッシュやストローなどのゴミを拾って、近くのゴミ箱に捨ててくれたりもする。几帳面で清潔好きなのである。

それなのに、なぜか両指の爪《つめ》だけは長めに伸ばしている。ずっと気になってい

たので、ふたりきりになったとき、さりげなく尋ねたら、

「稲刈りのとき、伸びてないと都合悪いんだぁ」

と、きまじめな顔で言った。家の田んぼのことが気になってしかたがないのだ。


思いがけない答えに私は驚き、やがて目頭が熱くなった。「うづさけらねえと困る」最大の理由は、そこにあったのか（！）。


病棟の電話を何度も借りて、稲田の様子を家族に細かく問いただしたあと、看護師やケアワーカーに向かって、

「刈った稲ば、まるげねばなんねがら《たばねなければならないから》よ」

とか、

「田んぼの草むしり、すんなねがら《しなければならないから》よ」

とか、

「台風も来《く》っから、稲架場《はせば》倒れにぇようにしないどよ」

と始終気をもみ、だから、

「うづさけっ《うちにかえる》からよ。ここ（自動ドア）あけてけろぉ」

という執拗《しつよう》な要求と実力行使に及ぶのである。


現に、主治医から一時帰宅と外泊の許可を得た源五郎さんが、自宅に帰ってま

ずしたのは、田んぼの様子を見にいくことであったそうだ。

三泊四日の一時帰宅が終わりに近づいても、病院には絶対に戻らないと言い張るので、奥さんと娘さんはやむなく、

「（お米の）精米さえぐべ《にいこうね》」

といつわって、病院に連れ戻したのである。

車中でふたりの計略に気づいた源五郎さんは、激昂《げっこう》した。病院の入口で押し問答となり、妻子に罵声を浴びせた。

「この野郎！　なんで佐藤病院さなんか連れてきたんだぁ！　こんがなどこさ《こんなところには》絶対にえがねえ《いかない》からな！　やんだぁ《いやだ》！」

こういう揉《も》めごとのあとには、源五郎さんは決まって自動ドアの前に張りつき、頑として動かなくなる。見舞い客が帰ろうとするたびに、一緒に出ていこうとし、看護師やケアワーカーと小競り合いを繰り返した。

源五郎「早くあけてけろずぅ《あけてくれよ》！」

女性看護師「源五郎さん、ダメよ」

源五郎「うるせぇ！」

女性看護師「いまは帰れないの」

源五郎「来んな！　バガ《ばか》女めぇ！　邪魔《ばかり》ばりしてぇ！」

女性看護師「またご家族が来られたら、帰りましょうね」

源五郎「バガつかせぇ《いうな》！」

　怒鳴りちらし、パンチやキックまで繰り出す始末だ。

「バガぁ！　おめみでな《おまえみたいな》女子《おなご》の言うごとなんか聞がねぇ！　ぶったたいてやっから！」

　女性看護師を追い回し、ぶん殴ろうとする。八十近いとはいえ、農作業で鍛えた腕力は、あなどりがたい。若い男性のケアワーカーが割って入り、ようやく事なきを得た。

　夕食後、自動ドアから一番近い部屋の扉の陰に、まるで隠れんぼでもするかのように身を縮めている源五郎さんを、ベテランの女性ケアワーカーが発見する。

「源五郎さん、なぁにしってんだぁ《なにしてるの》？」

　すると源五郎さんは声をひそめて、そっと秘密を打ち明けるように言うのだ。

「あそこさ（自動ドアの前に）いっと《いる》、いっつも若い男が来て、止められっからよぉ。ここで待ってたんだぁ。若い男がけぇったら《かえったら》、おめ、教えでけろなぁ。そしたら、おれ、出ていっからよぉ。花さ水やったか気になっから、見でくっからよぉ」

　帰宅したいのは、花に水をやりたい一心からなのである。

源五郎さんの懸命の訴えを、ベテラン女性ケアワーカーは泣き笑いのような顔で聞いている。

源五郎さんの認知症の具合は、この病棟にいなければならないほど重くないのではあるまいか。私はそう思うことがあった。

ほかのジイちゃん・バアちゃんは、病棟でノートをとりつづける私を見ても何も言わず、気にするそぶりさえ見せないが、源五郎さんだけは違う。

「調査、大変だねえ」

いきなり、そう声をかけられたときには、心底びっくりした。

「ずっと立ってんの、大変だべさぁ。イスあっから」

と、近くのイスを、おもむろに指さす。おまけに、

「調査は一週間目ぐらいが一番大変だなぁ。一番気ぃつかうから」

とまで、こちらを慮《おもんぱか》るのである。

当方、悪事がバレた犯人の心境になり、

「ええ、まあ」

しどろもどろに答えたが、源五郎さんは追い打ちをかけようとはせず、私はひとまず胸をなでおろした。

そのうち源五郎さんは、毎朝、私の顔を見るなり、

「おはようさん」

と声をかけてくれるようになった。ジイちゃんで、こんなふうに挨拶をしてくれるのは、源五郎さんくらいのものだ。

実のところ、この重度認知症治療病棟にいるお年寄りたちへのインタビューは、なかなか成り立たないのだが、源五郎さんなら可能ではなかろうかと、私はおりにふれ彼の半生を尋ねるようになる。

その回想によると、農家の次男坊に生まれた源五郎さんは、中卒後、実家の田畑で働きつづけ、冬場だけ東京に出稼ぎに行く生活を繰り返していた。

上京時の思い出を訊いたら、私の目を見ず、ひとりごとのように、

「ずうずう弁なおすにゃ苦労したハァ」

と真っ先に言った。

私は病棟で置賜弁の世界にどっぷり浸《つ》かり、うっかり忘れていたのだけれど、「ずうずう弁」は長らく東北出身者のコンプレックスのもとであった。

かの斎藤茂吉ですら、山形から上京して四十年も東京で暮らしていたのに、

「いくら東京弁になろうとしても東京弁になり得ず、鼻にかかるずうずう弁で私の生は終わることになる」（『斎藤茂吉随筆集』）

と自嘲したものだ。

青森生まれの寺山修司もなまりに苦しめられたひとりだが、長じて詩人となり、ついに決然とこう記した。

「人生を語るのには、もう方言しか残っていない」(『誰か故郷を想はざる』)

東京出身の私だが、及ばずながらこの言葉を胸に、拙文を書きつらねているのである。

山形には、置賜弁のほかに、庄内弁や村山弁、新庄弁といったいくつもの方言があり、それらを総称して「山形弁」と呼んでいる。地元にはそれぞれの違いを聞き分ける人も多いそうだが、私には皆目わからない。ただ、すでにお気づきのとおり、置賜弁の意味はおおむね正しくとれるようになっている。

源五郎さんは、ずうずう弁をなおそうと悪戦苦闘しながら、冬場、東京の丸の内界隈で石焼き芋の屋台を引いていたという。あんなオフィス街で焼き芋が売れるのかと訝《いぶか》ったが、あにはからんや、昼どきや残業時にOLがよく買ってくれたそうだ。

源五郎さんの働きぶりは結婚後も変わることなく、奥さんの百合子さんも、

「とにかく必死んなって働く人でした」

と認めている。

出稼ぎをやめてからも、老齢年金が支給されるまでは、農作業のあいまに、近くの食品工場でパートの仕事をしたり、ゴルフ場でタマひろいのアルバイトをしたりした。

ところが、源五郎さんには外では見せない別の顔があった。ひとことで言えば、たちの悪い酒乱である。

晩酌でお燗《かん》をかたむけると、だいたい三合目あたりからおかしくなる。

もともとが短気で頑固な性分だ。酔って、気に食わないことがあると、すぐ声を荒らげ、座卓の上の皿や茶碗を百合子さんめがけて投げつけた。テレビのリモコンをほうり投げ、電池が飛び散ったときはまだしも、地元産のリンゴを顔にぶつけられたときには、百合子さんもさすがに家を飛び出した。

この酒癖のひどさが、思いがけぬ形で源五郎さんを窮地に追いやってしまう。二日酔いの朝、トラクターを駆って田んぼに向かう途中、誤って登校時の小学生の列に接触し、三年生の女の子の足を骨折させてしまったのである。

これを機に酒を断つかと思いきや、自責の念からか、逆に酒量はいや増した。もはや「アル中」と言ってよく、真っ昼間から酩酊して奇声を発したり、田んぼのわきの物置きや無人の神社の境内で眠りこけているところを見つかったりした。

山形のジイちゃんにまま見られる〝男尊女卑〟の傾向にも、歯止めがきかなくなった。長年連れ添ってきた百合子さんに対してすら、「くそババア！」はおろか、「この奉公人がぁ！」と耳を疑うような悪態をついた。

佐藤病院の自動ドアの前で女性看護師と揉み合ったさい、

「おめみでな女子の言うごとなんか聞がねぇ！」

と殴りかかったのは、その片鱗《へんりん》だったのである。

あげくの果てには、百合子さんとの口論の末、卓上のリンゴをむくナイフを首に当て、

「おめば殺して、おれも死ぬ！」

と頸動脈を切断するそぶりさえした。

もはや家族の手には負えない。

同居している娘さんが呼んだ救急車の隊員は、あちこちの病院に電話をかけてくれたが、なかなか搬送先が決まらず、ようやく受け入れを許可したのが佐藤病院だったのである。

救急治療室で、源五郎さんは「認知症」ではなく「慢性アルコール中毒」と診断された。そして、「医療保護入院」という、精神病患者を家族らの同意のみで精神科病院に入れるときにしばしば用いられる緊急の手段で、そのまま収容され

ることになった。

入院後の検査で認知症も判明したので、救急の病棟から第三病棟に移されてきたのである。

それでも、私はまだ腑《ふ》に落ちなかった。源五郎さんの病状は、重度認知症の範《はん》疇《ちゅう》に入るほど重くはないのではあるまいか。

自動ドアの前でのたび重なるすったもんだを除けば、病棟で終日、穏やかにすごしている。素人《しろうと》判断かもしれないが、一時帰宅を何回かして様子を見つつ、退院へと持っていけるのではないかと思ったのである。

なかなかそうはいかない事情が、主治医や看護師から話を聞くうちにわかってきた。

ようするに、百合子さんや娘さんらの家族が、源五郎さんの退院と帰宅をまったく望んでいないのである。それどころか、百合子さんは「退院」の二文字を思い浮かべるだけで、動悸が速まり、パニックに襲われそうになるし、娘さんも父親の帰宅を恐れおののいているのだという。源五郎さんの顔を見るのもいや、というのがふたりの本音のようなのであった。

それなら、よその病院や施設に移せばよさそうなものだが、百合子さんは佐藤病院に全幅の信頼を寄せている。近在の施設はどこも入所の順番待ちで、受け入れが何年先になるかもわからない。

佐藤病院のほかの病棟も候補先のひとつだが、当面、空きが出る見通しが立たなかった。結局、主治医も、むげに退院や転院を押し進めるわけにもいかず、いわば消去法によって第三病棟での入院の継続を決めていた。

当の源五郎さんは、そんな裏の事情を知るよしもない。

ひたすら家に帰りたくて、きょうも自動ドアのそばにたたずんでいる。

妻も感嘆するくらい「必死んなって」働き、出稼ぎ先の東京で石焼き芋の屋台を引いたり、地元のゴルフ場でタマひろいまでしたりして家族の生活を支えてきた源五郎さんのこれまでの頑張りは、一顧《いっこ》だにされないということなのか。あたかも老いた暴君を追放するかのように、夫であり父でもある源五郎さんを切り捨ててしまってよいものなのか。

まさに自業自得とはいうものの、その置き去りにされた孤児《みなしご》のような猫背気味の姿が、私には哀れでならなかった。たぶん世の女性からは、共感を得にくい感情なのかもしれない。

それで、自動ドアのところにイスを二脚持っていき、源五郎さんに一脚をすすめ、私も腰を下ろした。

数日来、山形県内で話題になっているニュースを引き合いに出して話しかけてみた。

――熊がまた出たって騒いでますけど、源五郎さんのところはどうなんですか？

「出ねえ。うづのあたりは出ねえな」

――猿は？

「猿は出た、出た」

――そんなに？

「ワルさ、すんだぁ」

――猪は？

「ああ、出る。あくどいのよぉ、連中は」

――どうして？

「キノコば喰らうから。おれ、キノコとりでは誰にも負けねえからよ。キノコば売って、ホンダの軽トラック買ったぐらいだぁ」

――へぇーっ、それ、いくらしたんですか？

「七十一万」

――ええっ！　いつごろの話？

「昭和四十年代だな」

――当時の七十一万といったら、たいへんな金額ですね（現在の百三、四十万円にあたろうか）。キノコで稼いだおカネだけで？

「んだ。キノコだけ」

――どんなキノコ？

「そりゃおめぇ、マツタケだべさ。おれ、マツタケとりの名人だぁ（笑）。でもよ、『どこで採った？』って訊かれても、『峰《みね》で採った』としか言わねえ。あさってのほうさ（無関係の方角を）言ったもんだ。自分の子どもにだって教えねえよ」

――秘密の場所があるんだ？

「んだな」

――見つけるコツだけでも教えてよ（笑）。

「あのよ、赤松のこえたやつの根もとに多いのよ。おれなんか、遠くから赤松の林みただけで、マツタケあっかわかる。遠くから山みたら、ぱっとわかる。色が違うから」

――どんなふうに違うの？

「そりゃ、口では説明できねえなぁ（笑）」

こうしたやりとりのあとで、源五郎さんはしんみりとした顔になって、おおむね次のような話をした。

もうマツタケはさっぱり採れねえ。なぜかと言えば、山林《やま》が荒れちまったから。むかしは、かまどでメシ炊くのも、風呂をわかすのも、全部マキでやってた。だから、しょっちゅう山林に薪《たきぎ》を採りに入ってた。結果的に山林がきれいに掃除されて、マツタケが生えやすい環境が整ってたんだ。いまは、誰も薪を採りになんか行かねえ。それで山林は荒れ果て、マツタケもなかなか生えなくなっちまったというわけさ……。

私は舌を巻くばかりである。かくも明晰な人が、本当に認知症なのであろうか。

ただし、これは会話が一番はずんだ例なのである。

源五郎さんに限らず、この病棟のお年寄りは日によって、いや同じ日のうちでも体調が大きく異なる。午前中、饒舌《じょうぜつ》で、私との会話も嚙み合っていた人が、夕刻が近づくにつれ、別人のように物憂《ものう》げで、言うこととの焦点もぼやけてくる。

源五郎さんの場合も、このとき以上に打てば響くような反応が返ってくることは、その後ついぞなかった。きのう言ったことを、もうきょうは忘れていたりして、やっぱり認知症なのかもしれないと思うときもあった。

それに、私は、源五郎さんの他人《ひと》には断じて見られたくなかったにちがいない姿を目撃してしまっていた。

蒸し暑い夏の夜の八時すぎのことだ。

相部屋で休んでいた源五郎さんが、廊下に出て、トイレに向かおうとしている。

ところが、なにやらクリーム色のジャージーのお尻のあたりが重たげなのである。

「なんかウンコくっせえなあ」

ケアワーカーの渡邊真之さんも、異臭に気づいたようだ。こう書くと、ケアワーカーは渡邊さんしかいないように思われるかもしれないが、そういう巡り合わせなのだからいたしかたない。

「あぁぁ！　源五郎さぁん！」

渡邊さんが叫んだ。

その声が聞こえないのか、源五郎さんはとぼとぼとトイレに入っていく。丸顔にメガネの渡邊さんを追って、私もトイレに向かった。

「あぁ、源五郎さん、むぐした《もらした》かぁ？」

源五郎さんは早くも、ジャージーとブリーフを下ろして洋式便器に腰かけようとしていたが、すでに下痢便が便器の外にこぼれ落ちている。

「なんでもねえ、なんでもねえ」

そうつぶやきながら、中腰のままトイレットペーパーを丸めて下痢便をすくいとろうとするのだが、悲しいかな手が届かない。むっと胸焼けしそうな便臭が、あたりにたちこめた。

渡邊さんは源五郎さんをとがめず、逆に反省するような口調で、ひとりごとを言う。

「ちょっと、オヤツかしぇ《たべさせ》すぎたかもしんねえなぁ」

そして、なおも手を伸ばそうとする源五郎さんを、

「あっ、すんな《しないで》、すんな」

やんわりと押しとどめ、みずからトイレットペーパーをすばやく重ねて、床のものを拭きとった。

「源五郎さん、間に合わなかったかぁ？」

源五郎さんは表情を変えず、床に目を落としたまま、

「起きられねがった」

と抑揚《よくよう》のない口調で言う。

「んじゃ、源五郎さん、パンツ脱いでハア《ぬいでね》。パンツ交換すっから」

源五郎さんは、上半身は水色のトレーナー、下半身はすっぽんぽんという、ご

本人にとってはなんとも情けない恰好で立ちつくしている。

渡邊さんは、トイレットペーパーと抗菌ウエットティッシュを何枚も使って、源五郎さんの臀部《でんぶ》をすっかりきれいにした。それから替えの白いブリーフをはかせ、寄り添うように源五郎さんの自室まで送っていく。

ふたりのあとにしたがいながら、私は、日がな一日つづいた取材の疲れもあったのであろう、ただただ落ち込んでいた。

〈源五郎さん、つらいなあ……〉

心の中で、ため息が洩れた。

〈つらいなあ、年をとるって……〉

生きつづけるということが、このときばかりは無性にいたたまれなかった。

あくる日、またいつものように自動ドアの前にたたずむ源五郎さんの姿があった。

源五郎さんは、きょうも扉があくのを待っている。

第四話　仕事の痕跡

話が前後してしまうことを、お許しいただきたい。

私がおよそ十年ぶりに第三病棟を訪ねて、真っ先に感じたのは、どこか雰囲気が変わったのではないかという点であった。

以前は、もう少し飾り気があった気がする。

お年寄りの描《か》いた絵や手づくりの素朴な工作が、壁や棚に展示されていたものだ。

たしか、ナース・ステーションに通じる廊下に貼られていたはずの大判のカレンダーも、いまは見あたらない。認知症のお年寄りが時間の認識を保ったり、あるいは取り戻したりするために、カレンダーはこうした施設に不可欠で、通常何ヵ所にも分けて掲示されているものだが、何か事情でもあるのだろうか。

病棟全体を見渡しても、いささか殺風景になった観はいなめない。

それで、取材初日に病棟をあらためて案内してくれた看護部長の五十嵐礼子さんに、

「前は患者さんの絵とか、壁に貼ってありませんでしたっけ」

なにげなく指摘したら、五十嵐さんは、

「あっ、気づかれました？」

と、なにやら申し訳なさそうに言った。

「実は、なんでも引っ張ってこわしちゃう患者さんがおられまして……。壁になんにも貼れないし、棚にもなんにも置けなくなっちゃったんですよ」

声を落とした口調には、当の患者ではなく、看護にあたる自分たちを責めるニュアンスがこもっていた。

私がその言葉の意味をさとるのに、さほど時間はかからなかった。

すべての原因は、誠三《せいぞう》さんが罹患《りかん》しているアルコール性認知症（アルコール関連認知症）のせいなのである。

誠三さんはいま六十歳で、第三病棟の入院患者のなかではきわだって若い。還暦になったばかりの人がこの重度認知症治療病棟にいるのも意外であったが、アルコール性認知症の想像を絶する症状にも言葉を失った。

彼は、目にふれるものを手当たりしだいに、引きはがし、引きちぎり、引っ張り落とさずにはいられない激しい衝動にかられているらしい。お年寄りたちがクレヨンで描いた自画像を引きはがし、手づくりの紙箱や折り紙を引きちぎり、カレンダーを引っ張り落としたのは、全部誠三さんのしわざなのである。

「とくに自分の目線より上にあるものが気になるみたいなんです。どうしてだかわからないんですけど」

と、五十嵐さんも首をかしげる。

ひとつ肝心なことを、私は書き忘れていた。

「浴室」や「汚物処理室」といった、各部屋の出入り口にかかげられていた標識にも誠三さんは飛びつき、もぎとっていたのである。不意に、バスケットボールの選手がよく見せる、荒々しいダンクシュートの映像が、私の脳裏をよぎった。

どうしてそんなまねをするのか？

ご本人に尋ねても、答えは返ってこない。わざと答えないのではなく、答えられないのである。アルコール性認知症は、誠三さんから発語の能力をすでに奪い去っていた。

アルコール性認知症は、厚生労働省の二〇〇九年度の発表によると、若年性認知症患者の三・五パーセントにあたる。決して多い数字ではないが、病状はかくも深刻である。

もっとも、誠三さんの聴覚はおかされていないらしく、女性看護師の、

「ああっ！　誠三さん、やめてぇ！」

という遠くからの悲鳴には、一瞬だが破壊の手を止めて、声のした方向をふりむくときがある。そのすきに、別の女性看護師がすっ飛んでいき、窓ぎわの淡いピンク色のカーテンを束ねて引っ張ろうとしている誠三さんを止めに入る。

そうされても、予想に反して、誠三さんはまったく抵抗しない。すなおに手を引かれて、大広間の自分の定位置の席に連れ戻されていく。

ところが、ものの数分もしないうちに、またカーテンを両手でたぐり寄せ、右肩にかついでいるところを見つかり、あわててかけつけた男性看護師に制止されるのである。

その間、表情はいっさい変わらない。ずっと同じ無表情のままだ。ポーカー・フェースをよそおっているわけではなく、内面を表情にあらわす脳の機能も相当失われているようなのである。たとえが古いかもしれないが、バスター・キートンのポーカー・フェースではなく、漫画の「忍者ハットリくん」の無表情を想起していただきたい。

アルコール性認知症ではしばしば、前頭葉を中心に脳の萎縮が見られる。ＣＴ（コンピューター断層撮影法）検査の結果、誠三さんの脳も、ちょうどクルミの実が縮んだかのように、かなりしぼんでいる事実がわかった。

私は、カーテンを右肩にかついだ誠三さんを見て、われながら突拍子もない連想をしていた。

窓ぎわで陽光を全身に浴びながら立ちつくしている彼の姿が、ローマ史劇か何かの登場人物に見えたのである。たしかにそれは、古代ローマ人の彫像が、「トーガ」と呼ばれるゆったりした着衣を、肩からななめにかけている姿と似ていなくもなかった。しかし、私が類似性を感じたのは、むしろ両者の静止した無表情のせいだったのかもしれない。

一度だけ、誠三さんが表情を変えたのを見たことがある。

それは、イスをテーブルの上に突如として積み上げはじめ、脚《あし》を上方に向けて四脚《きゃく》まで載せたところで、看護師に見とがめられたさいのことで、その瞬間、彼は口を半開きにして、「ああ、バレたかぁ」と言いたげな顔になった。が、目は少しも笑っていない。何かの作業を中断された者に共通する不興が、口元にかすかにただようばかりであった。

誠三さんは、むかし寿司職人をしていたという。

中卒後、仙台の寿司屋に住み込みで入り、別の店で腕を磨いたのち、山形に小さな店舗をかまえた。

兄弟によれば、そこそこやっていたようだが、誠三さんには悪癖があった。根っからの酒好きで、客のお相伴《しょうばん》をしているうちはまだしも、客を帰し店を閉めたあとまでも深酒を重ねた。

やがて朝から酒の気《け》が抜けず、寿司を握る手が震えるようになる。客足は遠のき、妻は子どもを連れて誠三さんのもとを去った。

見るに見かねた兄弟が病院に連れていったところ、「重度のアルコール依存症」と言われた。通院しながら何度も断酒を試みては失敗し、妻子につづいて店も失った。こんな、ありがちと言えばありがちな顚末《てんまつ》の果てにたどりついたのが、ここ佐藤病院の第三病棟だったのである。

「アルコールが、もう全身にしみこんでいる感じですよねぇ。私も、ここまで崩れちゃうとは思っていなかったんだけど」

と、主治医も半《なか》ばさじを投げた恰好である。

誠三さんの不可解な暴力行為について尋ねると、主治医は、

「寿司を握っているつもりじゃないかなぁ」

にこりともせずに言った。私は意味がのみこめず、聞き返した。

するとは彼は、

「ほら、こうやって」

と言い、上のほうにあるものを右手でとり、左の手のひらにかぶせる。そうして、ネタをシャリにのせて握るしぐさをした。

私は、驚きのあまり、すっとんきょうな声をあげたかもしれない。

誠三さんは、壁の絵やカレンダー、標識といったものをネタにして、幻の寿司を握っているのではないかというのである。イスをテーブルの上に載せていったのも、店のあとかたづけをしているつもりなのだろうと、主治医は推察した。

この見方が的中しているのかどうか、私には判断しかねる。所詮、憶測の域を出ないといった同業者からの批判もあろう。

けれども、じゅうぶんにありうる解釈だと私は直感した。なぜなら、前章の源五郎さんがそうであるように、この病棟にいる認知症のジイちゃんたちの矜持《きょうじ》を支えているものが、やはり自分がかつて携わっていた仕事なのだと気づかされる場面に、私はたびたび遭遇していたからである。

言うまでもなく、彼らはもはや仕事をしていない。現場から身を引いて十年、二十年、なかには三十年以上という人もいる。

だが、慣れ親しんだ仕事の記憶は、病棟のほとんど変化のない、淡々たる日常にも、ひょいと顔を出す。その瞬間を見のがすまいとするのが、いつのまにか私の習性のようになっていた。たとえば、曇天の下《もと》の海を見ていると、暗い波間にひるがえって、そこに明滅する光が目を射る一瞬がある。私の習性とは、その刹《せつ》那《な》を追い求めるようなものであろうか。

源五郎さんは、そういった束《つか》の間の光がとらえやすい人であった。しかし、そのような人ばかりではないのは、誠三さんを見ても明らかであろう。

勘平《かんぺい》さんも、まるで口をきかないジイちゃんである。

日中はたいてい、〝つなぎ〟の服を着て、病棟を歩きまわっている。

その作業着風のいでたちには、こざっぱりと刈られた白髪《しらが》頭とあいまって、日曜大工に出かける〝グランパ〟の風情《ふぜい》がある。軽快な鼻歌が聞こえてきても、だれも怪しむまい。

しかし、その口から肉声が洩れることは、決してない。叫び声も、うなり声も、泣き声もあげない。彼がつぶやくひとりごとすら、私は耳にしたことがなかった。

ただただ病棟を歩きまわる勘平さんの歩行には、一定の〝法則〟がある。それは次のようなものだ。

まず、彼は四人部屋の病室から、引き戸をあけて、廊下にあらわれる。どこか片づかない表情だが、あけた引き戸は必ずきちんと閉める。

それから、がにまた気味の、せかせかとした足どりで十五歩くらい歩き、食事やリクリエーションなどをおこなう大広間の通称「デイ・ルーム」に出る。左ななめ前はナース・ステーションである。

ここで勘平さんは左折し、長方形の回廊の長いほうの一辺にあたる廊下を、引き続きせかせかと歩いていく。以前は壁に絵がかけられ、棚には工作が展示されていたが、誠三さんによる徹底した破壊で、そっけないただの廊下となっている。

ナース・ステーションから、勘平さんの歩幅で六十歩あまり行くと、自動ドアの出入り口である。そこには、さながら横断歩道前で学童を見守るボランティア老人のように、ハゲ頭の源五郎さんがたたずんでいる。

ところが、源五郎さんの目前で、勘平さんはくるりと向きを変え、いま来た廊下を引き返してしまうのである。そうして、ナース・ステーションの先で右に曲がり、再び十五歩ほど進んで、おもむろに相部屋の引き戸をあけ、なかに入っていく。あけた引き戸は、このときもきちんと閉める。

こうした一連の所作を、ほぼ寸分の狂いもなく、勘平さんは繰り返す。日中の自由時間は、昼寝と排便とおやつの時間を除いて、ほとんど全部がこの反復作業に費やされている。

いったい何のために——。

初めて彼の倦《う》むことなき往復歩行を見たら、だれしもが疑問をいだく。

むろん私も尋ねてみた。相部屋を出るときや、ナース・ステーションの角を曲がるとき、もしくは源五郎さんの手前でユーターンするときなど、タイミングを見計らい、口調にも変化をつけて問いかけてみたけれど、答えはまるで返ってこない。私に一瞥《いちべつ》をくれたら御《おん》の字で、たいがいは前方を見すえたまま、それ以外のものは眼中にないかのようだ。

私の目に映る勘平さんは、明らかに誰かを捜しているふうである。ここを訪ねてくるはずの人が来ているのかどうか、確かめに行っているのであろうか。八の字眉のあたりに、待ち遠しさが浮かび上がっているように見えるときもある。

だが、待ち人は来ず、尋ね人も見つからない。歩きながら、たまに小首をかしげている。

「勘平さん、どなたか捜しておられるの?」

そう訊いても、返事があるはずもない。

だが、表情にこそ出さないものの、心のなかは焦慮《しょうりょ》の念があふれんばかりで、居ても立ってもいられないのかもしれない。

彼を「現代のシジフォス」と呼んだら大仰であろうか。

かの、巨石を山頂にまで押し上げては下に落とされ、それをまた押し上げる苦行を果てもなく強いられる、ギリシャ神話の登場人物に似てはいまいか。もっとも、シジフォスは最高神のゼウスをあざむいたがゆえ地獄に落ち、あのような刑に処せられた大悪党という人物設定になっており、私が知る勘平さんの人となりとは、つゆほども似ていない。


勘平さんは、六十近くまで長距離トラックの運転手をしていた。

まだ口がきけたころ、リクリエーションの塗り絵の時間に、日本列島の白地図にクレヨンを走らせながら、

「東京とか大阪とか、しょっちゅう行ったもんだ。おれ、総理官邸さ行ったときもあっ《あ》つ《る》ぜ《ぜ》」

と、作業療法士に自慢したこともある。

もうひとつの自慢のたねが、次男の出世であった。東京の商社で部長をしていると、誰彼かまわず話していた。

「でも、お若いのに、急に亡くなったそうなんですよ」

勘平さんの世話をなにくれとなくしている女性看護師が言う。

家族によると、死因は自殺であった。

「そう、勘平さんがここに入院されてから亡くなったらしいの。前は部長になった息子さんの話をうれしそうにしていたのに、全然しなくなった。それから、あんなふうになっちゃったのよねぇ」

勘平さんはふさぎこみ、寡黙になっていった。まわりが問いかけても答えず、だがそれは、故意に口を閉ざしているのではなく、もはや話ができなくなっていることに、あるとき主治医は気づく。いまでは会話によるコミュニケーションは、まったくとれない。

次男の衝撃的な死が、不可解な反復歩行と失語状態をもたらしたのか。彼が小首をかしげつつ捜しているのは、特定の誰かではなく、わが子が生きていた、もう二度と戻ってこない過去の行方なのかもしれなかった。

そんな勘平さんを「めんごい《かわいい》」と言う准看護師の女性がいる。土屋洋子さんという、還暦近いオバちゃんである。

「先生（私のこと）も、めんごいと思わない？　この人、めんごいべ？」

実のところ、私も同様に感じていた。つなぎ服を着て、小さな目をしばたたかせながら、ちょこちょこと行ったり来たりしている勘平さんの姿には、えもいわれぬ愛嬌がある。とはいえ、人生の大先輩を「かわいい」などと評しては失礼かと思い、口を慎んでいたのだが、地元の言葉で「めんごい」と言うのは許される気がする。

私がうなずくと、土屋さんは満面に笑みを浮かべて、

「んだべぇ《そうでしょう》。めんごいよねぇ、この人」

と、勘平さんの短髪の頭をなでなでしている。勘平さんの表情は変わらないけれど、まんざらでもなさそうだ。

以前から少し気になっていた点を、私は土屋さんに尋ねた。

「勘平さんだけがつなぎ服を着ているのは、何かわけがあるんですか？」と。

土屋さんは真顔になって答えた。

「ふつうのズボンとかジャージだと、手を突っ込んでオムツのなかから摘便《てきべん》しちゃうの。それを顔や頭に塗りたくって、大変だったのよ。つなぎなら、手を突っ込めないでしょ？」

やはりそうなのかと私は思った。

一般にはほとんど知られていないが、つなぎ服は介護の現場では長らく問題視されてきたのである。着脱の自由を奪うため、ベッドに拘束帯で縛りつけたりす

るのと同じ「身体拘束」のひとつではないかと批判されてきたのであった。

現に、厚生労働省は二〇〇〇年に施行された介護保険法で、特別養護老人ホームや介護老人保健施設といった指定介護老人福祉施設での身体拘束を禁じている。翌二〇〇一年の「身体拘束ゼロへの手引き」では、つなぎ服の使用を明確に「身体拘束」のひとつとみなした。

勘平さんのようなオムツはずしや、いわゆる〝弄便《ろうべん》〟といった行為には、介護者によるこまめな排泄《はいせつ》ケアで対処できるとされた。したがって、一般の介護施設でつなぎ服を着ているお年寄りは、特例を除けば、いてはならないことになっている。

第三病棟のような精神科病棟では、法令上つなぎ服が禁止されているわけではないが、原則的に言えば望ましくはなかろう。

だが、この病棟には、得体の知れない破壊衝動に突き動かされている誠三さんのような人がいる。三人がかりで入浴させなければならない敏江さんもいれば、目を離すと面会客と外に出ていってしまう源五郎さんもいる。

深夜勤務では、五十人近くものオムツ交換を、通常たったふたりでこなさなければならない。便を手でいじるお年寄りも、敏江さんや勘平さんのほかに、私が把握しているだけでも三人はいる。

部外者の私から見ても、明らかに人手が足りていない現実がある。仮に一般介護施設に適用される法令を、精神科の重度認知症治療病棟にもあてはめたなら、いまの人数を何倍にも増やすくらいの、きわめて大幅な人員の補充が必要となろう。現状のまま実施したなら、まちがいなく民間病院の運営はすぐに立ちゆかなくなる。

看護部長の五十嵐さんは、勘平さんのケースについて、こう述べた。

「つなぎは、こういう目的で着ていただきますということを、前もってご家族に説明して、ご同意をいただいていているんですね。それは、手にミトンを着用していただくときも、同じです。必ずご家族のご同意をいただくようにしています」

現場の医師や看護師、ケアワーカーらの多くは、こういった〝原則〟と、多岐にして複雑な〝現実〟との板ばさみにあいながら、患者にとって何がよりよい方法であるかをつねに模索している。これは、私がいままでに取材してきた精神科病院に共通するジレンマでもある。

勘平さんには、もうひとつのおきまりの行動がある。

「盗食《とうしょく》」と医療や介護の現場では呼ばれている行為だ。これも、認知症の症状のひとつとみなされている。

第三病棟では、朝昼晩の三食とも配膳車で運ばれてくる。この小さな洋服ダンスほどのワゴンには、薄手の棚が等間隔に五十余りもついており、それぞれに一食分のトレーが入っている。

給仕役の看護師やケアワーカーらは、たいてい両方の手にトレーを持ち、お年寄りたちが待つデイ・ルームのテーブルに運んでいく。早い話が、職員たちの両手はふさがっている。それをいいことに、勘平さんはうしろから忍び寄り、トレーの上のおかずをさっとかすめとるのである。

「勘平さん、ダメッ!」

と怒られても、ひるまない。なにせ〝テキ〟は両手を使えないのである。勘平さんの追撃をのがれようと、トレーを前後左右に遠ざけても、そこにまで手を伸ばしてくる。それを「おっとっと」とかわす。畢竟《ひっきょう》、職員たちの身のこなしは曲芸のようになる。

勘平さんのトレーが確保され、座席についたあとでも、油断は禁物だ。隣のジイちゃんやバアちゃんのトレーを、すきあらばと狙っている。

彼が横取りすると、大声で抗議するお年寄りもいるが、大半は盗み食いに気づかない。勘平さんの無表情と悪意なき〝完全黙秘〟は、結果として〝犯行〟後におあつらえむきの態度とも言えた。

むろん、はた迷惑な行為ではあるのだが、食欲を満たそうと、あたりをはばからず本能のままにふるまう姿に、私はむしろ、なんとしてでも生き抜こうとする生命力の残照のようなものを感じていた。それは必ずしも不憫《ふびん》ではなかった。

「食聖」と呼ばれたフランス人裁判官のブリア・サバランも、

「他の快楽がすべて消えても、食卓の快楽は最後まで我々を慰めてくれる」

と『美味礼讃《らいさん》』で記しているではないか。

ナース・ステーションでは、当然のことながら、対策が練られた。なに、たいしたことではない。勘平さんが配膳車や給仕係に近づこうとする前に、手のあいた職員がやんわりと押しとどめ、おひきとりねがう。さらには、食事もデイ・ルームではなく、自室でとっていただく。このふたつの対策で、盗み食いをふせごうというのである。

私も、女性看護師にみちびかれて自室に帰る勘平さんのあとを追った。

この日の夕飯は、おかゆにワカメのみそ汁、海老入りスクランブルエッグ、ソフトいなり煮（あぶらあげの煮物）、プリンのデザートという献立《こんだて》だったのだが、私が見ている前で、勘平さんはおかゆの上に海老入りスクランブルエッグとソフトいなり煮をのせ、おまけにプリンまで盛ったものを、スプーンでぐちゃぐちゃにかきまぜて、口に運んでいく。

勘平さんの食べ方は、いつもこうなのである。認知症のせいで、味覚にも変化が生じてしまったのであろうか。

いま勘平さんは、プラスチック製の容器とスプーンを手に黙々と食べているのだが、首から下げたエプロンが、どうしてもよだれかけに見えてしまう。それに例のつなぎ服となると、准看護師の土屋さんが口にした「めんごい」という形容に、ついうなずきたくもなろうというものだ。

食事どきに自室から出てこない場合も、しばしばある。職員がトレーを持っていくと、うれしげな様子も見せず、四人部屋のベッドの端にぽつんと腰かけて、まるで義務を果たすかのように食べはじめる。勘平さんは、トラックの長距離運転手を選んだ職歴からいっても、元来ひとりでいるのが好きなのかもしれなかった。

面会に訪れる家族も知り合いも、ほとんどいない。大みそかから正月三が日にかけての四日間も、誰ひとりとしてやって来なかった。

彼は、夜も孤独なルーティーン・ワークをつづけている。

看護師たちの深夜勤務に同行取材したとき、初めてそれを目撃した。夕飯を終え、ベッドに入るまでのあいだも、寸暇を惜しむかのごとく、相部屋から廊下のはずれまでの往復を延々と繰り返すのである。

深夜同行取材三回目の早朝四時すぎ、私がナース・ステーションで取材ノートの整理をしていたら、パジャマ姿の勘平さんが近所に出かけるような顔つきで、ふらりとあらわれた。

パジャマの腰のあたりがふくらんでいるのは、夜間用の紙オムツをあてられているからで、それゆえトイレに立ったわけではない。あらかじめ行き先は決まっているといった足どりで、私には見向きもせず、すたすたと自動ドアの出入り口のほうへ向かう。

そのとき初めて気づいた。勘平さんは裸足《はだし》で、靴も靴下もはいていない。病室の照明はすべて消され、廊下も薄暗くなっている。日中、源五郎さんが張りついている自動ドアの前には、いまの時間、誰もいない。

勘平さんはそこで右折し、さらに長方形の回廊の短い辺のほうをたどっていく。源五郎さんがいるときには、決してその先にまでは行かなかった。ということは、源五郎さんが勘平さんの前進を阻《はば》んできたのか。

左手をちょっとあげ、鼻のわきあたりで小きざみに動かしたりしながら、彼の独歩はつづく。突き当たりの手前の右側は浴室で、入浴嫌いの敏江さんが大暴れをするところだ。ここで、勘平さんはさらに右に曲がった。

どこまで行くのだろう。回廊を一周するつもりなのであろうか。

そこで、しかし、勘平さんの前にクリーム色の扉《とびら》が立ちはだかった。その先には施錠できる個室が四部屋あって、就寝時間にもあまり眠らず、しょっちゅう騒いだり他の部屋に入り込んだりするようなお年寄りが夜間だけ入れられている。クリーム色の鉄扉《てっぴ》は日中あいているのだが、夜には閉ざされ、カギがかけられている。

勘平さん、どうする気かな。私は、ななめうしろから見守っていた。

すると、彼は奇妙な動きをした。扉に背を向け、両腕は直角に曲げて脇《わき》をしめた恰好で、両ひじを二、三十回も扉に軽く打ちつけたのである。それを終えると、きびすを返して、いったん自室に戻った。ところが、すぐにまた出てきて、鉄扉の前まで行き、同じ動作を反復するのである。

その間、深夜勤務の女性看護師ふたりは、早朝の病室をひと部屋ずつまわって、お年寄りのオムツを換えたりベッドを整えたりしていた。

彼女らがナース・ステーションにいたなら、勘平さんにすぐ気づき、自室に連れ戻したにちがいない。あいにく私しかいなかったので、勘平さんの夜間歩行が継続されたのである。

彼が、あたかも相撲取りが仕切りから立ち上がったときのような姿勢でまた歩きだしたのを見て、私には、ふとひらめくものがあった。

黒澤明の「どですかでん」のワン・シーンである。黒澤映画としては珍しくあまりヒットしなかったこの佳品で、「電車馬鹿」と呼ばれる少年が、彼にしか見えない電車を操縦しながら廃墟をひたすら前進していく姿と、勘平さんの様子とが重なり合ったのである。

勘平さんのななめうしろにいた私は、急いで真横に並び、耳元でささやいた。

「いま、トラック、運転してるんでしょ？」

勘平さんの動きが突然、止まった。そして、同じ姿勢のまま、初めて、本当に初めて、大きくうなずいたのだ。それまで私が見たことのない、はっきりと自分の意思を示す反応であった。

暁闇《ぎょうあん》の回廊で、私は鳥肌を立てていた。

言葉がまっすぐに届いた――、その強烈な実感があった。

第五話　もの盗られ妄想

第三病棟では、お年寄りの入れ替わりがときどきある。

精神科救急に力を入れている佐藤病院の方針からもうかがえるように、長期入院はなるべく避けるのが基本原則だからである。

第三病棟に入院後、病状がある程度落ち着くと、近隣の特別養護老人ホームに移ったり、反対に、そうした老人介護施設で具合がかなり悪くなってここに転院してきたり、あるいは自宅での家族による介護がもはや限界に達して駆け込んできたり、そんなこんなでお年寄りの顔ぶれが次第に変わっていく。

だが、男女の比率はほとんど変わらない。だいたい六対四か五・五対四・五ぐらいで、女性のほうがつねに多数派を占めている。認知症は加齢とともに増え、また男性よりも女性の平均寿命のほうが一貫して長い現実からしても、当然の帰結と言えよう。

しかし、実際にはその人数の差以上に、女性が目立つ。内にこもりがちなジイちゃんたちに比べ、バアちゃんたちは良い意味でも悪い意味でも〝ハジケて〟いるからだ。

風呂場で大暴れの敏江さんも、タオルなめの節子さんも、ファンタジーを語ってやまないハナさんも、いわば全身で自己主張している。ご家族の目には、変わり果てた正視に堪えない姿と映るにちがいないが、病棟の広い空間で見る彼女たちの様子は、誤解を恐れずに言えば、きわめて個性的なのである。

「百花繚乱《りょうらん》」と言ったら語弊《ごへい》があろうか。ただ私には、これまでの長い人生で積もり積もった鬱屈《うっくつ》やら忍従やら憤懣やらを、最後の最後に思う存分晴らしているかのようにも見受けられ、いっそ胸がすくような気がするときさえあった。

個性的という点では、徳子《とくこ》さんも引けを取らない。

七十九歳の徳子さんは、食事と就寝のとき以外は、たいがい車椅子で忙しげに動き回っている。それも、この世に自分ほど不幸な人間はいないと言わんばかりのしかめっつらで、始終不平や不満をぶちまけながら、である。たとえば、こんな言い方で――。

「年寄りだもの、やさしぐしろぉ！」

「こげなどこ《こんなところに》連れてきて、いばってけつかって《いばりやがって》、バガえろがぁ！」

「ままもかしぇねで《ごはんもたべさせないで》、おれ、うっちゃけぇる《うちにかえる》！」

病院側に代わって弁明すると、最後の言葉は、徳子さんのまったくの勘違いである。食事は日に三度きちんと供されているし、彼女も三食しっかり食べているのだが、そのことを単に忘れてしまっているだけなのである。

こういう徳子さんの言動は、いちいち〝ファンタジー・バアちゃん〟のハナさんの癇《かん》にさわるらしい。タオルなめの節子さんに、

「べちゃべちゃしんな」

と注意する一方で、徳子さんが怒鳴りながら通りかかるたび、いらだたしげに睨《にら》みつけ、

「なぁに、がなりたててんだぁ」

と、きつい口調でたしなめている。

もっとも、気にかけてくれるハナさんは、まだましなほうだ。

徳子さんがこうした怒りをほかのお年寄りたちにぶつけても、まず反応が返ってこない。医師や看護師らにはなだめられたり多忙ゆえに放っておかれたりで、結局、車椅子に乗って一番長く留まる場所は、所在なげにしている私の前ということになる。

徳子さんの舌鋒《ぜっぽう》は、イバラのように鋭い。私を正面から見すえて、

「おめぇ、(医者の) 先生かぁ？　なんしにそさいる《なんのためにそこにいる》！」

居丈高《いたけだか》に問いただし、

「なぁして下向いてんだぁ！」

と容赦なく、

「なにもしねで《なにもしないで》、よぐいやがる《よくいられる》もんだぁ！」

こう畳みかけてくる。たしかにそのとおりなので、私には返す言葉がない。

口角泡《あわ》を飛ばして言いつのる徳子さんの顔を見ていると、この人は若いころ、けっこう村で評判の美人だったのではないかという気がしてくる。いまは苦しげに見開かれている両目も、かつては二重まぶたの魅力的な瞳であったろう。悪罵と愚痴ばかりが飛び出す口も、端正に引き締まっていたのではないか。

私は本心からそう思ったので、徳子さんが静かになった頃合いを見計らって、

「徳子さん、若いころ美人で評判だったでしょう？」

と話しかけた。ふだんは悲愴感でいっぱいの徳子さんを喜ばせるための、いささかおもねる気持ちも入り混じっていたのだが、徳子さんは、

「美人なんかじぇねぇ！」

ぴしゃりと言うなり、車椅子を憤然と両手でこいで行ってしまった。

あとで顔見知りの女性看護師にその話をしたら、

「ほめられると、バカにされたと思うお年寄りがいるんですよ」

と、半《なか》ばなぐさめるように、半ば無知をあわれむかのように教えてくれた。

「若いころ美人で」の「若いころ」が、特に余計なひとことだったのかもしれない。


徳子さんも、ハナさんと同様に小学校（正確には戦時中の国民学校）を終えたのち、長年、農業に従事してきた。ハナさんとの違いは、四人の子どもが娘ばかりだったので、長女に婿《むこ》養子をとったことだ。

このお婿さんが、徳子さんには気に入らなかった。元気なころから〝嫁いびり〟ならぬ婿いびりがひどく、娘夫婦は閉口しきっていたという。

入院後のいまも、娘婿への悪感情は変わらず、第三者の私にすらこう毒づく。

「おれ、気にゃわね《きにいらない》、あげな《あんな》婿。婿に来て、大いばりだがら。ジジさ《おじいさん》（徳子さんの夫）えぎてる《いきている》ときは、おどなしぇかったども《おとなしかったけれども》、いねぐ《いなく》なってからは大いばりだもの。みどりの婿、あげなバガ息子いねえ！」

長女の美土里《みどり》さんも、これでは途方に暮れるよりほかなかったであろう。

その反面、徳子さんは誰よりもこの長女を頼りにしている。周囲に当たり散らすとき以外で、最も頻繁に彼女の口をついて出るのは、美土里さんの名前なのである。

「うぅぅ、みどりぃ！　みどりぃ！　うぅぅ、みどりぃ！」

こう唸《うな》りながら苦悶の形相で娘を探しまわる母親の姿を、週二回ほどの割合で見舞いに来る美土里さんが目にしなければいいのだが、と私は気が気でなかった。

けれども、婿いびり以上に、美土里さんたちを悩ませたものがある。

「どっかのババがここさ来て、年金とってったずぅ！」

真夜中に突然こう騒ぎだしたのが、発端であった。

この年金は、美土里さんが母親の郵便局の口座から引き出して、月々手渡すようにしていたのだが、それをしまったこと自体を徳子さんは忘れており、「どっかのババ」に盗られたと思い込んでしまったらしい。

しかも困ったことに、「どっかのババ」はまもなく美土里さんやお婿さんにすり替わった。

「財布、ねぐなった。年金もねぐなった。なんもかんも盗まれたずぅ！」

突如として叫びだし、

「おめ、盗ったんだべぇ！　そがな大金、盗んで、なぁにすんなやぁ！」

お婿さんを責め立てたかと思えば、

「おれのカネ盗んで、なして、そだな情けねえごとしっか《するのか》！」

と、今度は美土里さんに鉾先《ほこさき》を転じた。

以前の母親とは別人のような殺気立った顔つきに、美土里さんは震えあがる思いがしたという。

このような〝もの盗られ妄想〟はたいてい、身近にいて、自分の世話を一番よくしてくれる人に向かう。三世代同居率日本一の山形のような地域では、嫁がその標的になりがちだが、徳子さんの場合は娘夫婦が捌《は》け口にされてしまった。

ひとり暮らしのお年寄りだと、往々にして家事の手伝いに来てくれるヘルパーや訪問介護の職員に疑いの目が向けられる。

それで「こんなにお世話してきたのに、いったいなぜ？」と、お嫁さんやヘルパーさんらは驚き悲しむことになる。

もの盗られ妄想は、とりわけアルツハイマー型認知症に多く、ほぼ三人にひとりの割合で発症する。別の角度から見ると、アルツハイマー型認知症による妄想の四分の三が、もの盗られ妄想といわれている。

どうして認知症にかかると、こういう理不尽な症状があらわれてくるのか。

もの盗られ妄想を世界中でおそらく最も精緻《せいち》に解析したのは、京都府立洛南病院副院長をつとめた精神科医の小澤勲《いさお》氏であろう。二〇〇八年に死去した彼が論文や著作で展開した論考を、なるべく専門用語を使わずに紹介したい。

小澤氏によると、この妄想にとらわれる人には、次の三つの共通項があるという。

「面倒見はいいが面倒見られが悪い」

「お山の大将をしてきて、今もその位置にとどまっていないと気がすまない」

「よるべない気持ちに苛《さいな》まれているのだが、かといって身を任せることも潔《いさぎよ》しとしない」(『痴呆老人からみた世界　老年期痴呆の精神病理』、振り仮名は筆者)

ふたつめの「お山の大将」には、勤め先や地域社会で要職をつとめてきたことに限らず、たとえば家庭内の実権を握ってきたというような意味合いも含まれよう。

これらのお年寄りとて、近ごろ物忘れが増え、以前にはできたことができなくなりつつある自らの衰えに気づいていないわけではない。それゆえ、一様に不安とわびしさをつのらせている。折悪しく、長年連れ添った配偶者の死や、転んで腰の骨を折り入院を余儀なくされるといったアクシデントが、そこに相次いでのしかかってくる。

いままで自分というひとりの人間を支えてきたものが、無慈悲にも剝《は》ぎ取られていく。鋭い喪失感と、底冷えのする寂寥《せきりょう》が、ひしひしと身に迫ってくる。それまでの人生でも危機に何度か直面したけれど、どうにか乗り越えられるだけの体力と知力があった。

ところが、老人になり認知症に冒されたいまとなっては、もう余力はほとんど残されていない。別の精神科医がいみじくも述べているように、「最も適応する力が衰えた時期に、最も厳しい適応を要求されている」(竹中星郎『老年精神科の臨床』)のである。想像するだに、過酷きわまりない体験ではないか。

それでも、人はなんとか現状に適応して生き延びようとする。一番手っ取り早いのは、周囲の誰かに頼り切ることだが、根がしっかり者だけに、そんなみじめな姿は見せたくない。

彼らはまた、「ひとに迷惑をかけるな」という教えが骨身にしみた世代でもある。他方で、誰かの手を借りずには身のまわりのことができなくなってしまった自分がいる。

事態は急を告げているのだ。

見るに見かねて手を差しのべてくる肉親や福祉関係者も出はじめた。

こうなったとき、素直に手を握りしめて、その援助者を受け入れればいいのにと、まだ年老いていない私たちは思う。

だが、自分の人生を一歩一歩踏みしめてきた矜持《きょうじ》ある人には、それができない。差しのべられた手を、

「大丈夫だから」

と振り払ってしまう。心の中では、

「何をするか！」

と、まるで無礼者に対するかのように憤ってさえいる。

以下は私の推論である。

もし、あなたが実年齢よりも若く見られたいとひそかに願っているのに、ある日、電車の中で立っていたら、不意に目の前の青年から席を譲られたとしよう。そのときに覚えるであろう微《かす》かな屈辱感と、差しのべられた手を振り払う感情とは、たぶん同根のものであるにちがいない。

もの盗られ妄想のお年寄りたちは、妄想の対象者を頼りにしたい気持ちを隠し持っている。あるいは、漠然とではあれ、いずれ頼りにせざるをえない日が来るという予感がしている。

認知症がさらに進むと、もの盗られ妄想は通常いつのまにか消え失せるが、すると以前の妄想対象者が最大の依存相手に一変してしまうケースが非常に多い。このことからも、もの盗られ妄想のお年寄りたちの屈折した内面が読み取れよう。

けれども、そうした依存心を絶対に表には出したくないし、それどころか依存心の存在すらも認めたくない。こんなわだかまりが、彼らの胸奥《きょうおう》にはある。

認知症ゆえの被害者意識と猜疑心も、徐々に強まっている。

だからこそ、気の毒な現状を知って手助けを申し出た人を、逆に、自分の領域にあたかも土足であがりこんできた〝侵入者〟のように曲解してしまう。その人が部屋から出ていったあと、財布や通帳などが見あたらないと、自分がしまった場所を忘れているせいなのに、「あの侵入者に盗られたにちがいない」といちずに思い込むはめに陥《おちい》る。

力関係の変化にも注目すべきであろう。こういったお年寄りたちは、家の中で主導権を握ってきたはずの自分が、主導権を握られる立場に転落してしまった現実をどうしても受け入れられない。その反動として、内心「負けてたまるか!」と自らを叱咤《しった》したり、激しく敵愾心《てきがいしん》を燃やすまでに至ったりするのである。

つまり、もの盗られ妄想は、人生の窮地に追い詰められたお年寄りの、全存在を賭けた反撃とみることもできるのだ。最も身近で世話をする人が泥棒あつかいされるのは、かような入り組んだ心理的プロセスによると小澤氏は説くのである。

この卓抜《たくばつ》な分析は徳子さんにもほぼあてはまるのではないか。あのパワフルな罵詈雑言は、全存在を賭けた反撃の一表現とみなせば理解しやすい。

彼女にとっては、夫の病死が大きな曲がり角となった。それ以来、娘婿が「でかえづら《でかいツラ》」をするようになったと、徳子さんはみなしている。家の中での主導権が、夫の死により、自分たち夫婦から娘夫婦に移った変化を敏感に察知したにちがいない。

アルツハイマー型認知症も、すでに頭をもたげていた。物忘れが多くなり、美土里さんに注意される機会も増えた。

このとき美土里さんは、母が「少しボケてきたのではないか」とうすうす気づいてはいても、まさかアルツハイマーとは思っていない。しっかり者だった母の失策にいらだち、励ますつもりの言葉が、徳子さんには突き放すような譴責《けんせき》と受けとめられていく。

「おれ、悪いことしたなか《のか》？　おれ、何も悪いことしていね。おればりこさ置《ばかりここに》かれて、何か悪いことしたんだべか？」

入院直後しきりに医師や看護師にそう尋ねていたのは、そのときの感情を引きずっていたためであろう。

――自分は何も悪いことなどしていないのに、娘はなぜ自分ばかりを責めるのか。娘婿も、どうして呆れたような顔で自分を見るのか。ふたりで何か口裏を合わせているのか。

それとも、あの婿が腹に一物あって、娘をそそのかしたのか。そうとしか考えられない。さもなければ、あんなにやさしかった娘が急に冷たくなるはずがなかろう。

それにしても、自分の財布や通帳が次から次へとなくなるのは、どうしたわけだ。

そうか、わかった（！）。みんな、あいつらが盗ったんだ。自分を一文無しにして、この家から放り出すつもりだ。それで、しらばっくれて自分にだけつらくあたるんだ。そうだ、そうにちがいない……。

「ジジさ死んだがら、やっとごえ《うちにかえらせてください》。うちさ、いっつもおぼごくんな《こどもくるので》だ。おれ、ど《ど》さいっか《こにいるのか》わがんねのよぉ。こご、どこよぉ？　とうちゃーん、かあちゃーん、じっちゃーん、みどりぃー！　みんな、どさ行ったなやあ？」

何らかの懲罰として自宅から隔離され、自分の知らないところにひとりだけ閉じ込められたと徳子さんは思い詰めている。

顔をくしゃくしゃにしての訴えは、しばしば、

「なしてこさいんなねなだ《いなけりゃいけないんだ》！　出してけろぉ！　殺してけろぉ！」

という絶望の叫びに変わった。おまけに、

「おれ、盗みでもしたんか？　おれ、ひとの物など盗らないぜぇ！」

と、もの盗られ妄想が我が身にも振り向けられている。

徳子さんの身になってみると、どれほど悲しく、切なく、恐ろしいことか。

もの盗られ妄想には、日本ならではの傾向がある。

総じて女性が発症するケースが多いのである。「女性のほうが圧倒的に多い」と断じる精神科医たちもいる。

きわめて対照的に、欧米では男女に有意差はみとめられない。前述の小澤氏によると、身近な介護者が妄想の対象になる事実を述べた論文も、欧米では見あたらないという。

「嫁姑という関係がcriticalに（決定的に）問題になるのは、やはり日本特有です」

「東アジアにある程度共通していますが、特に日本では顕著です」と、老年精神医学を専門とする三村將《まさる》・慶應義塾大学医学部教授は鼎談《ていだん》で述べている（三村將、山鳥重、河村満『認知症の「みかた」』、ただし三村氏の鼎談時の肩書きは昭和大学医学部准教授、括弧内は筆者）。

この日本に特異な現象は、まず老人介護のあり方に根ざすものとみられている。

少し古いデータしかないのだが、二〇〇七年の厚生労働省の発表によれば、日本で介護認定を受けている六十五歳以上の高齢者の七割強が、在宅で暮らしており、その約半数が認知症患者である。また、二〇一〇年度の厚労省外郭団体のアンケート調査を見ると、認知症老人の主要な介護者の約七割が女性で、そのうち「息子の妻」すなわち嫁が三十五パーセント強を占める。

これ以外の、全国各地でおこなわれた近年の調査でも、在宅認知症老人の主要介護者の六割から七割は女性との結果が出ている。

いまから二十年余り前の調査では、女性の割合は八割を超え、その半数が嫁との報告もあった。現在では単身や夫婦だけの世帯が急増したため、嫁の割合は相当低下しているとみてよかろう。

山形の場合、限定された地域での調査結果はあるが、広範なデータに乏しいため断定はしかねるけれど、日本一の三世代同居率から推して、介護の中心を娘や嫁がになう割合は全国平均よりもかなり高そうである。やはり統計がほとんどないのだが、三村氏の言う「東アジア」だけでなく東南アジアや南アジアでも、事情は山形に、より近いであろう。私は長いアジア取材の経験からも、そう推測することができる。

これに対して、欧米ではひとり暮らしや老夫婦だけの世帯が大多数で、家族による介護はわずか一割前後にすぎない。日本ではもの盗られ妄想のターゲットにされがちな娘や嫁が、そもそも家の中にいないのである。

日本で、もの盗られ妄想に女性が多いもうひとつの理由は、女性の社会的役割によるのではないかと、多くの専門家が指摘している。

すなわち〝男は外、女は内〟の規範が暗黙裡に厳然としてあり、男女共ばたらきが当たり前の農家でも、家事や家計はもっぱら女性に任されてきた。むかしながらの言い方をすれば、一家の「財布のひもを握る」のは女性、それもたいてい主婦なのである。

このような主婦が老いて認知症にかかり、財布や通帳の置き場所を忘れてしまったのに、それを自覚していないとしよう。彼女はたちまち不安に駆られ、盗難にあったとうろたえるにちがいない。

ところが、誰かが外から入ってきた形跡はない。そうなると、犯人は、一緒に家にいる時間が最も長く、財布や通帳の在り処《あか》も知っている人物という結論に至る。

こうした妄想の形成過程に、先ほど述べた家庭内の主導権争いが加わると、同居している嫁や娘、もしくは自宅にしょっちゅう訪ねてくるヘルパーや介護者といった人たちに疑いの目が向けられるのも、認知症のお年寄りの立場からすると、必ずしも理不尽ではない気がしてくる。ことに嫁が標的にされやすいのは、大事な息子を盗られたとの意識が強く働くためという見方もある。

現に、もの盗られ妄想のお年寄りは欧米にもいるのだが、侵入者を犯人とみなす場合が大半なのである。個人主義的な社会では、夫婦でも財布や預金口座は別々だから、男性も女性と同じように、もの盗られ妄想を発症するのだという。

ところが、日本でも事情は急速に変わってきた。独居や夫婦だけの高齢者世帯が激増し、男女の社会的役割にも一大転機が訪れつつある。

こうした時流の先を読めば、

「高齢者の被害妄想の頻度も欧米のように男女差が少なくなっていくはず」（池田学『認知症』）

との予測も当然成り立つであろう。さらに、くだんの小澤氏が、

「現代の若者たちが老いる頃、もの盗られ妄想の性差はひょっとすると逆転しているかもしれない」（『痴呆を生きるということ』）

と記すような時代の到来も、案外早まるのではなかろうか。

徳子さんは、財布や通帳を気にする必要がなくなった入院後のいまも、もの盗られ妄想から解放されていないようだ。具体的な金額をあげて、

「二百三十円、盗んだずぅ」

とか、

「ほっち《そちら》の人、一万円、盗んだかぁ？　一万円、盗《と》ったかぁ？」

と、虚空《こくう》に向かってひとりごとを言いつづけている。

金銭へのこだわりは、その生活史から来ているのであろうか。

なにせ徳子さんの口癖ときたら、

「ゼニで解決できるんだがら。ゼニはあんだがら」

という身もふたもないものなのである。

あるとき、彼女が珍しく女性看護師の食器洗いを手伝っていたので、機嫌がいいのかと思ったら、作業が終わるやいなや、

「駄賃、百万え～ん！」

と叫び、冗談までカネがらみなのかと、私はいささか鼻白んだ。

「おカネ、あずかったかぁ？」

今度は別の女性看護師に訊いている。

――だれの、ですか？

「おかあさんの、です」

私は、徳子さんが自らを「おれ」ではなく、「おかあさん」と言い、しかも口調が丁寧な標準語に変わった点に気づく。それに、どこか気弱になっている。

女性看護師が問い返す。

――年金ですかぁ？

「年金です」

――大丈夫ですよ。年金はちゃんと保管してありますから。

「こさ、おられんのかぁ？」

――いられんだぁ。

「まま《ごはん》もかしぇね《たべさせない》って」

――かしぇるよぉ。

すると、徳子さんはうつむいて押し黙ったあと、おもむろに顔を上げて悲しげに、

「ここの宿代、払わねばなんねども。おみやげも買わねばなんねし」

と、訴えるようにつぶやいた。

ああ、徳子さんは、少なくともこの瞬間、ここを旅館かなにかの宿泊施設と思っているのだ。しかも、認知症でこんな具合になってまで、家族への手みやげを気にしているのである。

彼女を見ていると、人生で獲得したものも喪失したものも（金銭面がかなり突出しているとはいえ）、たとえばこの私などよりずっと深いところで受けとめ嚙みしめてきたのではないかと思えてくる。もの盗られ妄想を発症しやすいとされる日本の女性たちは、その長く置かれてきた立場により、〝この世はカネ〟の現実を男性たちよりもはるかに深く身にしみて感じてきたのではあるまいか。

徳子さんが車椅子をこいでまた私のところにやって来たので、

「どうされました？」

と話しかけてみる。

「『徳子、徳子』って」

──呼ぶ声がするの？

「はい」

なぜか心もとなげな表情である。

――どなたの声ですか？

「高橋誠一です」

――高橋誠一さんて、どなた？

「兄です。二階にいます」

標準語での懇《ねんご》ろな口調は、こちらに伝えたい何かがあるからにちがいない。この病棟には二階はないのだが、私はそのまま話を進めることにした。

――お兄さん、二階におられるの？

「はい。いつからいますか？」

――いつからおられるんでしょうかねえ？

「お願いです。高橋誠一に会わせてください」

むげに否定するのも酷と思い、さりげなく話題を変えようと試みた。

――徳子さん、結婚される前のお名前は「高橋さん」だったのですね？

「はい、高橋です。高橋徳子です」

――いま、お宅にはどなたがいらっしゃるの？

「おとうさんとおかあさん。でも、おとうさんとおかあさんは亡くなりました」

――ご主人は？

「亡くなりました。おとうさんとおかあさんも亡くなりました。みんな亡くなりました」

泣きだしそうな顔をしている。

ちょうどそのとき、ケアワーカーの女性が私たちのところにお茶を運んできてくれた。徳子さんは地元の言葉で、

「おしょうしな《ありがとう》」

と力なく礼を言い、それから茶碗の下を左手でおさえ、右手を茶碗のわきに添えて、行儀良くひとくちだけ飲んだ。本来は礼儀正しい人なのである。

——ご両親もご主人も亡くなられたけれど、お子さんがいらっしゃるでしょう？

お子さんは、美土里さんと、あと……？

「美香、美希、美鈴」

——お嬢さん四人ですよねぇ？

「はい」

——にぎやかでしょう？

「はい」

初めて少しだけ笑った。

——ご主人と農業をずっとされてきて、ほかのお仕事もなさったの？

「機織《はたお》りです」

——織物をされていたんですか？　ご自宅で？

「工場です。でも、ジッちゃんが会社の警備員さなったから、『機織りやめてい い』って。んで、工場やめて田んぼだけにしたの」

——ご主人に勧められたわけですね。でも、せっかく機織りの技術をお持ちなのに、もったいなかったですねぇ。

「田んぼのほうがいいハア。機織りはやんだ《いやです》」

　ここで、また置賜弁に切り替わった。本音に近い話題になると、話しやすい地元の言葉が選ばれるのであろうか。

——やっぱり田んぼが楽しい？

　そう尋ねると、実にうれしそうにうなずいて言う。

「三反あっけから」

——三反というと、九百坪（約二千九百七十五平方メートル）ですか。徳子さんのつくったお米は、おいしそうだもんねえ。

　彼女は、再び笑顔でうなずく。びっくりするくらい穏やかな表情になっている。

「実家でも田んぼばしたから」

——ご実家はどんなところですか？

「田舎だぁ（と声をあげて笑う）」

――お好きな食べ物って何ですか？

「ラーメン（うれしそうに言う）」

――いままでで一番楽しかったころっていつですか？

「……（にこにこしているが、答えない）」

――やっぱりお嬢さんたちが小さかったころかな？

「（驚いたように目を見開き、私に向かって）娘の学校《がっこ》の先生ですか？」

――いいえ。

「なして知ってやったか《ごぞんじですか》？」

――徳子さん、よくお嬢さんのお話をされているから、そうかなと思って。

ところが、ここで徳子さんの顔が、にわかに歪《ゆが》んだ。

「おカネ、みなやったんだぁ」

――美土里さんに？

「んだ」

――でも、美土里さん、よくお見舞いにいらっしゃるし、やさしそうないいお嬢さんじゃないですか？

「（私の目をじっと見つめて）だげんど、婿と『三百何十万盗った、盗った』って」

――ふたりで徳子さんを責めるの？

「(涙目でうなずき)『盗った、盗った』って！」

そう叫ぶなり、徳子さんは両手で顔を覆って泣き出してしまった。

思いがけず徳子さんを号泣させる結果となり、私は内心ひどく狼狽した。片手で徳子さんの肩に触れようか触れまいか、どのようにして慰めようかと戸惑いつつ、「徳子さん」と小声で名前を呼んでみた。

すると、彼女は、何かをはっと思い出したような顔になって、

「うぅぅ、みどりぃ、みどりぃ、みどりぃー！　うぅぅ、ジッちゃん、ジッちゃん、ジッちゃーん！」

と、また喚《わめ》きながら、車椅子を駆って行ってしまったのである。

これほどの感情の振幅の激しさも、やはり認知症が引き起こすものなのか。

目の前の徳子さんの、穏やかに凪《な》いだ海がいきなり波しぶきをあげて荒れ狂ったかのような変貌に、私は言葉を失っていた。

第六話　記憶地獄

男性読者のために改めて述べておきたいのだが、病棟でジイちゃんたちの影はあまりにも薄い。

バアちゃんたちの、あたりをはばからぬ〝全開〟ぶりに対して、そんな覇気は、とうのむかしにジイちゃんたちからは消え失せているようなのである。もっぱら自分の世界に引きこもり、ぼんやりとしているふうだ。小声で自問自答している姿も、よく見かける。

バアちゃんたちのように他者と関わろうとはせず、ひとりひとりがあたかも各自のタコツボに入ったきり、なかなか出てこようとしない印象を受ける。

ジイちゃんの大半は、ひとりぼっちなのである。

必要上、他者と関わらなければならないときにも、なんだか妙にぎこちない。

バアちゃんたちは、ナース・ステーションに何かの要求や疑問を訴えにやって来たさい、自分の意思をおおむね正確に、あたりさわりなく伝えられる。

ジイちゃんたちに多いのは、ナース・ステーションの前にただただ突っ立っている姿である。

「どうしたの？」

看護師に訊かれても、黙して語らない。

「ごはん？」

と尋ねられると、表情を変えず、かすかにうなずいたり、こわばった両こぶしを握りしめて、じりじりしたように震わせたりする。

そうかと思えば、地団駄を踏むがごとく足踏みしたり、そわそわきょろきょろ、とにかく落ち着かない人もいる。

「ごはん、もうすぐだから、待っててけろなぁ」

そう言われると、今度はうなずきもせず、無表情のまま、くるりと踵《きびす》を返す。

そうして、デイ・ルームにあるテーブルの、言ってみれば自分の〝指定席〟に戻ってしまうのである。

バアちゃんと違って、置賜弁で「おしょうしな《ありがとう》」とか「ありがとさん」と口に出して礼を言うジイちゃんなど、源五郎さんを除けば皆無に近い。日常の挨拶も、自分のほうからは、まずしてこない。ひたすら無愛想にして、ぶっきらぼうなのだ。

そもそもここにいることが不本意なのか、口を開くのが単に億劫《おっくう》なのか。それとも、男は寡黙に徹すべしと教えられ、ちょうど働き盛りに「男は黙ってサッポロビール」のコマーシャルを鵜呑《うの》みにした、誇り高き世代の一員だからなのか。いずれにせよ、これまでの七十年から九十年の人生を、やはり無口・無愛想の基本方針で生きてきたのではないかと思わせるに十分な日常のふるまいなのである。

庄一郎さんも、当初はそのようなジイちゃんのひとりに見えた。

車椅子の背もたれに猫背をもたせかけ、うつろな視線は中空に、総入れ歯の口は半開きに、そんなふうにして日がな一日をすごしているようであった。

「きょうは『海の日』（七月の第三月曜日）だから、『われは海の子』を歌いたいと思いまぁす！」

作業療法士の若い女性が、歌と体操の時間に張り切って声を上げても、庄一郎さんはぽかんとしたままだ。

「庄一郎さぁん、聞いてっかぁ!?」

その目はあいているのだが、反応はまるでない。

「庄一郎さぁん！　庄一郎さぁん！　だいじょぶかっす⁉　……寝てるみたいですけど……、（ほかのお年寄りたちに向かって）みなさんは、がんばってくださいねぇ」

けさ、深夜勤の女性看護師が引き継ぎの時間に、ナース・ステーションで述べたところによると、庄一郎さんの夜間用・紙オムツには「水様便失禁」があったとか。

しかし、認知症がもう少し軽かった時分、庄一郎さんは真夜中によく悲鳴をあげた。

深夜勤の看護師があわてて駆けつけると、ベッドに仰臥《ぎょうが》したまま、目を大きく見開いている。

「殺される……」

喉に引っかかった言葉を押し出すようにして呻《うめ》く。

「殺される……」

——庄一郎さん、なんしった《どうしたの》？

「（うわごとのように）こわい、こわい……」

——なんしった？

「…………」

看護師がいくら理由を尋ねても、答えは返ってこない。

けれども、この第三病棟に来る前にいた病棟から、引き続き介護を担当してきたケアワーカーの高橋君子さんだけには、深夜の悲鳴がどこからほとばしり出るのか、その出どころをうかがわせる話をしていた。

「戦争、おっかねかったぁ《おそろしかった》、たいへんだったぁ」

高橋さんがうなずくと、

「ドーンと音がしたと思ったら、鉄砲で撃たれて、こがな《こんな》ことになってしまった」

と、あたりを見回しながら、茫然とつぶやく。庄一郎さんの周囲は、まさに戦禍の惨状を呈しており、それを彼は幻視しているかのようであった。

ときには昼日中《ひるひなか》、車椅子に座った姿勢から、うしろのほうに顎《あご》をしゃくって、

「鉄砲、ちゃんとしまってあるか、見てけろ」

と心細げに頼んだりした。

先ほどとは別の女性作業療法士には、昼休み、

「日本人がしこだま《おおぜい》殺された」

と、いきなり切り出している。

「何のこと？」

と聞き返すと、

「戦争だごで《だろ》！」

憮然たる口調で言い捨てた。

妻の話では、庄一郎さんは本来「おとなしくて気の弱い人」であったそうだ。農家の八人きょうだいの長男で、大正八年（一九一九年）生まれとしては当然のことのように農業を継いだ。米や大豆をつくるかたわら、豆腐屋も営んでいた。

この世代の男性は、戦場に最もおおぜい駆り出された日本人である。庄一郎さんも例外ではなく、跡取り息子などという事情はいっさい斟酌《しんしゃく》されず、中国戦線に送り込まれた。

当時の満州（現在の中国東北地方）から北支《ほくし》（華北地方）へ、およそ五年にも及ぶ転戦また転戦の日々であった。

庄一郎さんはそこで何をし、何を目撃したのか。

長男の庄太さんが言う。

「夜中に飛び起きて、『ワァーッ！』と騒ぐことがよくあったんです。『幽霊、見たぁ！』とか言って。『撃たれて倒れて、戦友の死体の下に隠れて生き延びたんだぁ』とか、『仲間の兵隊たちの死体、おおぜいまとめて穴に埋めて、ガソリンかけて焼いたんだぁ』とか話してました」

庄太さんの祖父、つまり庄一郎さんの父は日露戦争に出征し、庄一郎さんの妻の兄はニューギニアで戦死している。彼らの世代の日本人にとって、

「戦争が　廊下の奥に　立つてゐた」

と俳人の渡辺白泉《はくせん》が詠《よ》んだ時代は、間断なく続くかのように思えたであろう。

私は、ためらう気持ちを抑えて、庄太さんに尋ねた。

「人を殺《あや》めたこととか、話しておられましたか？」

庄太さんは、私から目をそらし、少し考えてから口を開いた。

「そりゃあ、何人殺したかわからないけれど、ゼロではないと思いますね」

それから、ぽつりぽつりと言葉を接《つ》いだ。

「支那《シナ》人の村へ行くと、土塀の家の中に支那人がニワトリと一緒に住んでるんだそうですよ。そのニワトリを略奪したあと……、こうやったぁって……」

銃剣を思いきり引き寄せ、突き刺す動作をする。

「上官の命令でしかたなくて、こうやったんだぁって……」

ぐさりという鈍い音までが聞こえてきそうな仕草を反復した。

庄一郎さんは、郷里から一緒に出征した元兵士たちが自宅を訪ねてくると、酒をくみかわしながら戦争の思い出話にふけることがあった。

次にあげるのは、庄一郎さんではなく、同じ山形から戦場に向かった男たちと同世代の父親を持つ、ノンフィクション作家の吉田司《つかさ》氏の回想である。

「うちは、あのころ山形で『一銭店《いっせんみせ》』っていう雑貨屋をやってたんで、近所のたまり場だったんだよね。うちの親父は足の悪い身障者で兵役のがれをしてたんだけど、あの世代の男たちが夜ごと、うちにやって来ては酒飲んで戦地での武勇談をおっぱじめるわけだ。チャンコロ（中国人の蔑称）を何人突っ殺したとか、クーニャン（娘）を何人やったとか、おれのほうが多い、いや、おれのほうがもっとやったとか。昭和二十年代から三十年代にかけて、戦地帰りの連中が集まって酒飲むと、そんな話ばっかりしてた。中国人に悪いことした、すまないことしたなんて、ひとことも聞いたことない。顔まっ赤にして大笑いしながら自慢大会やってたよね。おれは子どもながら、ずいぶんひでえことしたんだなぁと思って聞いてた。あの連中の心の中が本当にどうだったのかは知らないけどね」

吉田氏は、さらにこう言う。

「だけど、本当に問題なのは、高度経済成長期以降、日本人の戦争責任が話題になるにつれ、それまでさんざん武勇伝を言いふらしていた連中が、ぴたりと口を閉ざしてしまったことなんだ。罪悪感を隠し込んで、封印してしまった。代わりに世の中に広まっていったのが、自分たちは戦争の被害者なんだという意識で、そういう連中の欺瞞《ぎまん》こそがちゃんと問われなきゃいけないとおれは思う」

彼らとて、精神的に無傷でいられたはずもなかろう。

山形出身者に限らず、戦場で心を病んだ日本兵は数多く、なかでも陸軍兵士の診療と研究をおこなう「特殊病院」であった千葉県の国府台《こうのだい》陸軍病院には、総計じつに一万人を超える陸軍出身の精神病患者が収容されていた。当時のカルテには、中国で殺害した住民の顔が悪夢にあらわれ、「特ニ幼児ヲモ一緒ニ殺セシコトハ自分ニモ同ジ様ナ子供ガアッタノデ」煩悶《はんもん》して夜も眠れないといった患者たちの生々しい肉声が記録されている（清水寛編著『日本帝国陸軍と精神障害兵士』）。

庄一郎さんの場合、戦場の記憶は、本人の意思とは関係なく、昼夜を問わず不意によみがえるようであった。

昼間、病棟の別のところで作業をしているケアワーカーの高橋さんのほうに向かって、車椅子で血相を変えて飛んでくる。

「おれも、こっさんねえごてえ！《ころさなければならなかったんだよ》　戦争だものぉ！」

目をつりあげて必死に訴える。

「おっかねかったぁ！　弾《たま》くぐりぬけてきたんだぁ！」

――なんしった？

「家の陰から相手でてきて、撃ち合ったんだぜぇ！」

――相手って誰？

「敵《だよ》だごつぅ！」

そう言って唇を震わせているのだが、一方で、高橋さんは庄一郎さんの別の面も知っていた。

「農業の知恵がすごくある方でね。いろいろ教わりました。うちも家庭菜園みたいなのやってますからね。『白菜植えんのは、お盆すぎだぁ』とか、『キュウリやナスは五月の連休ごろだべなぁ』とか、『ジャガイモは、種イモをまず半分さして、木の燃えかすでこしらえた灰汁《あく》さつけてから植えると、よく育つんだぁ』とか。私が訊くと、なんでも丁寧に教えてくださるの」

三人の子の父親であり、ふたりの孫の祖父でもある庄一郎さんには、戦闘におびえる日本兵の顔と、熟練の技を持つ農民の顔とが同居しているらしい。だが、夜になると、決まって日本兵の顔のほうが、ぬうっと表《おもて》に出てきてしまう。

深夜、悲鳴をあげて飛び起き、

「撃ち合いさんなねかったんだぁ。ここさおらだ《おれたち》の死に場所かぁ？」

と泣きそうになっている庄一郎さんを見るにつけ、高橋さんは、

「やっぱり、うちのジイちゃんと同じだなぁ」

しみじみと、そう思わざるをえなかった。高橋さんの夫の父もまた、庄一郎さんと同様、かつての北支戦線からの復員兵で、深夜よく悪夢にうなされていたのである。

高橋さんの義父は、山形歩兵三十二連隊に入り、北支派遣雪《ゆき》部隊に所属していた。三十二連隊の北支での戦闘記録を読むと、中国側ゲリラの襲撃や待ち伏せ攻撃にたびたび苦しめられ、大勢の戦死者を出していたことがわかる。見えない敵に神経をとがらせる、いっときも気が休まらない日々であったようだ。

そのような義父の過酷な戦場体験を耳にしていたから、庄一郎さんが病棟で高橋さんに、

「きょう休んでいいかぁ？」

とすまなそうに尋ねるとき、それは戦地での休息の許可を求めているのだと、彼女にはすぐわかった。

「いいよぉ」

そう返事をすると、庄一郎さんは心底ほっとした顔つきになり、車椅子をこいで、デイ・ルームの自分の指定席に戻っていく。彼にとって、そこは戦場の塹壕《ざんごう》の中の定位置なのかもしれなかった。

アルツハイマー型認知症が進行するにつれ、庄一郎さんが深夜にあげる悲鳴の

回数はいつのまにか減っていった。彼を果てしない〝記憶地獄〟から救い出したのは、皮肉にも、本来なら悪化を食い止めたかったはずの認知症であったということになる。

同様のケースは、ほかにもある。一般にはほとんど知られていないが、がんの耐えがたい痛みとも認知症患者の多くが無縁な事実は、その治療や看護、介護に従事する医療関係者のあいだではよく知られた話だ。

がんの場合のみならず、認知症患者の末期《まつご》は、たいがい苦痛も死への恐怖もなく、ごくごく穏やかなものである。このことも認知症の専門家のあいだでは、ほぼ常識となっている。

認知症治療に三十年以上たずさわってきた川崎 幸《さいわい》クリニックの杉山孝博院長は、

「認知症というのは、年を重ね不安になっていく最後の恐怖感にベールを一枚一枚重ねて、ぼやかす仕組みではないかとすら考えます」

と講演で述べている（「認知症の理解と援助」「學士會会報」二〇一〇年・No.八八二）

終末期医療の第一人者で「看取り医」を自任する大井玄《げん》・東京大学名誉教授も、

「私の診てきたがんで亡くなった認知症高齢者は、例外なく仏様のように穏やかに往生された」

と証言し、

「認知症は、終末期における適応の一様態と見なすことも可能である」

との見解を打ち出している（『病から詩がうまれる』）。

認知症は呪うべき災厄《さいやく》のごとく忌《い》み嫌われてきたけれど、少なくとも当人には〝救い〟となる場合もあるのだ。


この病棟には、満州への開拓団に加わり、そこで戦渦に巻き込まれた女性もいる。九十四歳になるタミさんである。

タミさんは、いつも飄々《ひょうひょう》としている。彼女がほかのお年寄りや看護師、ケアワーカーたちに感情をあらわにするのを、私は目にしたことがない。

しわだらけの口元を少しすぼめているので、もの言いたげだが、決してそういうわけではない。目を細めて車椅子から遠くをながめている姿は、傍目《はため》にはどこかなつかしそうな風情《ふぜい》とも、人恋しげな様子とも映る。私は、〝なでしこジャパン〟の澤穂希《さわほまれ》選手が年を取ったら、タミさんのような風貌になるのではないかと思うことがあった。

物静かな現在のタミさんからは想像もつかないが、入院当初は大荒れに荒れていた。

「財布、盗まれたぁ！」

と看護師に食ってかかり、夜も不眠つづきで、

「助けてぇ！　殺されるぅ！」

と泣きわめいた。

家族の話では、自宅にいたさいにも、真冬の夜半、玄関で下半身裸のまま、ぶるぶる震えながら、

「おしっこ！　おしっこ！」

と叫んだりしたという。

近所のクリニックから入眠剤を処方されたが、まったく効かず、一年程前、ここ佐藤病院の外来で「血管性認知症」と診断され、入院することになった。

最初のうちは、

「わたし、どこにいるのぉ？　ここ、どこなのぉ？」

とか、

「なんにも悪いことしてないよぉ！　助けてぇ！」

といった、もの盗られ妄想の徳子さんとそっくりの症状を見せ、薬を飲ませよ

うとすると、

「毒、飲ませんのか？　おれ、殺《ころ》されなか《されるのか》？」

と激しく抵抗した。

しかし、さいわいにも治療が合ったらしく、徐々に本来の知的な側面を取り戻していく。

タミさんの家は農家だが、彼女は中学校で家庭科の教員をしていた時期もある。七人きょうだいの長女で、六人いる弟妹たちは、大正末から昭和初期にかけての農家の出としては稀有《けう》なことに、全員が高卒か大卒であった。妹のひとりも、山形師範学校（現・山形大学地域教育文化学部）を卒業したのち、姉を追うかのように、満州開拓団に入っている。

ある日、タミさんが、

「満州にいたとき読んだ菊池寛の『ココロノジツゲツ』が、表現もよくておもしろかったぁ」

と、感に堪えない様子で話したそうだ。それも、菊池寛の小説どころか、彼の名前すら知らない若い女性看護師に向かって、そんな感想を述べたのだという。

私は、うっかり聞き流しそうになった。第一、菊池寛に『ココロノジツゲツ』などという題名の小説があるなんて聞いたこともない。タミさんの記憶違いではなかろうか。なにせご病気でもあることだし。

ところが、念のために調べてみたら、まちがいなく菊池寛の作品リストにあった。正しくは『心の日月』と書く。

著作目録によると、一九三〇年（昭和五年）から翌三一年にかけて、月刊誌に連載されている。ストーリーは当時流行《はや》りの、すれちがいラブロマンスである。しかも、その掲載誌たるや、「大日本雄辯會《だいにっぽんゆうべんかい》」を冠する出版社の看板雑誌だった月刊「キング」ではないか。いま読者が手にしておられる拙著の版元こそ、当時は「大日本雄辯會講談社」と称していたのである。そんな昔の小説を、タミさんはよく覚えていたものだ。

つまり、認知症は、彼女の知性を冒し尽くしてはいない。いや、ほとんど冒してはいないのかもしれない。

だからこそ、タミさんは昼間、通りがかった女性看護師に、

「私をもっと使ってください。私に仕事をさせてください」

と申し出るのである。

「私の存在感をください！」

とまで訴えるのだ。

この病棟には、ほかにも、

「私の存在感をください！」

と叫びたくても叫べないお年寄りが、何人もいるにちがいない。

長男の正隆さんは、

「このバアちゃんが弱い人だったら、おれなんか中国残留孤児だったですよ」

車椅子のタミさんを横目づかいに、苦笑して言う。

タミさんは、山形の和裁学校を終えたあと、親戚の紹介で朝鮮（現在の北朝鮮）の平壌に嫁いだ。時代は、盧溝橋事件が起き、日中戦争がいよいよ泥沼化していったころである。

夫は山形出身の警察官で、その転勤に伴って、一九三九年（昭和十四年）、満州に移り、奉天（現在の瀋陽）やハルピンから、当時の興安総省阿栄旗《あろんき》（現在の内モンゴル自治区アロン旗）まで、任地を転々とした。

「大陸は、奥地に行けば行くほど給料がいい」

と自信ありげに言う夫に、黙々とついていった。

夫は毎朝、ズボンのベルトの下に、アヘンの入った袋を巻きつけ、警察の仕事に出かけていく。

「支那人の協力者を募《つの》るために、ただでくれてやってるんだ」

平然と、そう言ってのけた。

当時の関東軍がアヘンの売買で巨利をむさぼっていたことは、公然の秘密であった。アヘン中毒も蔓延《まんえん》していたから、地元の中毒患者を懐柔して、日本側のスパイや協力者に仕立て上げようとしていたのであろう。

一九四一年（昭和十六年）生まれの正隆さんには、満州のおぼろげな記憶しかない。しかし、母親のタミさんがのちのちまで語りぐさにした満州は、盆地の多い山形とは正反対の土地柄であった。

どこまで行っても、地平線が途切れない。そこに、とびぬけて大きな真ん丸の夕陽が、一帯を赤々と染めながら、ゆっくりゆっくり沈んでいく。

土地は肥え、ジャガイモもトウモロコシも、山形とは比べものにならないほどよく育つ。川のドジョウだって、山形の田んぼにいるやつの倍も太い。

その代わり、厳冬期の寒さときたら、山形の冬が暖かく感じられるくらいだ。タミさんは、凍傷のせいで顔が紫色になった満州族の子どもをよく見かけた。正隆さんの話――。

「おふくろに言わせると、日本人よりも満州の人間のほうが人がいいんだそうですよ。物でも何でもあげると、倍にして返してくれる。こっちをいったん信用したら、どこまでも信用してくれる。戦争で日本人があんなにひどいことをしたのに、日本人全員が悪いとは決めつけない。個人個人で対応してくれるって」

そして、最後に決まって言うのは、

「戦争さえなけりゃ、えかったに……《よかったのに》」

一九四五年（昭和二十年）八月、広島と長崎に原爆が投下され、日本の敗戦が事実上決したあと、ソ連軍が突如として満州に攻め込んできた。四歳の正隆さんを頭《かしら》に、三歳と一歳の幼子《おさなご》を連れたタミさんは、夫との連絡がとれぬまま、いつしか避難民の群れに身を投じていた。

正隆さんが、母親から繰り返し聞かされた逃避行のいきさつを明かす。

「なにせ女こどもばかりでしょう。ところどころでソ連軍に襲われたんだそうです。そのとき殺された女こどももいるし、強姦された女もいるんだぁって。中国人から『うちの嫁に来ないか』と言われて、そのまま中国人と一緒になった娘もいるし、『子どもを売らねえか』と言われて売ったカアちゃんもいたんだそうです。うちのおふくろも、『子ども売らねえか』って誘われたけど、断ったんだぁって。一度、三歳の弟の姿が見えなくなって、大騒ぎしたことがあってさ。一日で戻ってきたからよかったけど、戻ってこなけりゃ、あいつもいまごろ残留孤児ですよ。とにかく大混乱してたから、迷子になったんだね。戻ってこられたのは奇跡ですよ」

正隆さん自身、七十歳をすぎたいまも、子どもの姿の自分が、誰かに無理やり腕を引っ張られ、どこかへ連れ去られようとして、

「ダメだぁ、ダメだぁ！」

と、泣き叫びながら抵抗している夢を見るのだという。

「おれもよく覚えてますよ。夜、星を見ながら野宿したり、廃校みたいな大きな建物で寝たりしたのを。移動は無蓋車《むがいしゃ》（屋根のない貨車）に乗ったり、あとはひたすら歩くだけだったよね。そう言えば、馬車に乗ったこともあるなぁ。おふくろはタバコ売りをして、食いもんや水を買ったんだそうです」

そのとき不意に、それまで黙っていたタミさんが口を開いた。

「あたし、子どもいっから、三人いっから、子ども置いて、タバコ売りしたよぉ」

淡々とした口調であった。三人の幼児を顔見知りにあずけ、タバコ販売で糊口《ここう》をしのいでいたのである。

ずっとあとになって知ったのだが、タミさん母子が逃避行をつづけていたころ、警官だった夫は連行先のシベリアで貨車に物資を積み込む重労働を課せられていた。夫が長期の抑留から解放され、山形に戻ってくるのは、戦後五年目の一九五〇年（昭和二十五年）のこと。作家・井上ひさしの故郷に近い南置賜郡玉庭《たまにわ》

村（現・東置賜郡川西町）のタミさんの実家で、一家五人が久方ぶりに顔をそろえた。

　正隆さんは言う。

「おふくろみたいに、女手ひとつで自分のちっちゃな子どもを三人、満足に連れて帰ったのは稀らしいですよ。これも気が強かったおかげだよねぇ。そう考えると、すごい人ですよ。えらい人ですよ、まったく」

　第三病棟でのある晩、巡回中の女性看護師は、病床のタミさんが何か言いたそうにしているのに気づき、声をかけた。

——なんしった？

　タミさんは、その若い女性看護師の目を、横たわったまま見つめながらささやく。

「あのね」

——ん？

「生きるのって」

——ん？

「むずかしいこと」

——うーん。

「生きるのって、むずかしいこと」

――んだなぁ。

「生きるのって、むずかしいこと」

――んだなぁ。

「生きるのって、むずかしいこと……」


正隆さんは、正確に一日おきの割合で、病棟の母親に会いに来る。息子の顔を見ると、タミさんは「おっ、来たか」とでも言いたげな、少し眉を開いた表情になる。

かたや、介護老人保健施設にいる母親の見舞いにもなかなか行けない私は、いつも頭が下がる思いで正隆さんの姿をながめている。

――大変でしょう？　よく一日おきに来られますね？

「おれ、ずっと農協に勤めてたんだけど、五十五で〝肩たたき〟されたんだよね。本当は六十までいられたんだけど、おれも役職上、肩たたいてたほうなんで、このさい辞めることにしたんですよ」

――それで時間がとれる？

「そう。いまは〝赤帽〟やってるから、なんとか都合がつくの」

――忙しくて大変な時期も？

「軽トラ買って、赤帽始めて、そうねぇ、四、五年は忙しかったね。米沢の工業団地の会社に頼まれて、弱電や機械なんかの荷物を週に三回、夜、首都圏とか名古屋なんかに運ぶんですよ。あのころは年間売り上げが七、八百万あったもの。でも、そのあとリーマン・ショックがあったし、おれも高血圧で病院に通う身なんで、軽い仕事に変えたから、なんとか一日おきに来られるんだよね」

――お母様の具合が悪くなられたのは、いつごろから？

「そうねぇ、三、四年前、九十すぎてからだよね。それまでは、すごく元気だったの。頭もしっかりしてたし」

――だんだんひどくなった？

「とにかく夜、寝ないし、声出すんですよ。あれが一番こたえた。それで老健（介護老人保健施設）にあずけることにしたんだけど、そのときおふくろにすごいこと言われちゃってさ」

――何て？

「『親不孝もの』って」

――あらら。

「『なして満州からおまえを連れて帰ってきたかぁ』って」

――うわぁー……。

「『おれが死んだら、おまえの枕元に化けて出てやる』って」

――それはきつい。

「あれにゃあ、まいった」

――まいりますよねぇ。

「それがずっと胸にあって、しばらくして一度、施設から家に引き取ったんですよ。だけど、おふくろ、また寝なくて騒ぐもんだから、十日間、家族全員、寝るに寝られなかった。んで、また老健にいくつかあたっったんだけど、(入所待機の人数が)八十何人待ちだぁ、百何十人待ちだぁって言われて」

――それで結局、佐藤病院に？

「精神病院だっていうから、あんまりいいイメージなかったの。『えっ、精神病院におふくろ連れていくの』って。こんなに近くに住んでても、実態を知らなかったんだなぁ」

――で、いかがでしたか？

「おふくろが『うちに帰る』って言わなくなるまで半年かかったよね。それに、治療するって言っても、薬のんだぐらいでどうなるものかと思ってたんですよ。でも、だんだん表情が穏やかになってきた。前には考えられないですよ、こんな表情は。おふくろはずっと元気で、一度も医者にかかったことがなかったのに、いまはこうなって、たぶん無念だろうけど、それが顔に出なくなった。こんなに穏やかになって、それがおれには〝救い〟なんですよね」

ここでも〝救い〟という言葉が発せられた。

むろん認知症になった庄一郎さんやタミさんのような人にとっての救いと、認知症の親を介護する庄太さんや正隆さんのような家族にとっての救いとは、意味するところが違う。

しかし、〝救い〟という見方が、これまでの認知症への視線からはすっぽり抜け落ちていたのではあるまいか。

救いのない病《やまい》と頭ごなしに決めつけられてきた認知症に、本当に救いはないのであろうか。

庄一郎さんを〝記憶地獄〟から解き放ち、末期がん患者を痛みから遠ざけ、死期間近の人に恐怖や苦痛をほとんど感じさせない認知症は、新たな可能性を秘めた〝救い〟という視点から見直せるかもしれない。それによって、死こそを救いとみなしてきた、いや、もっとはっきり言えば、死にしか救いはないと絶望してきた従来の敗北的な認知症観を、根底からくつがえせるのではなかろうか。

私は、死による救いを否定しない。だが、それは刀折れ矢尽きた果てにようやく訪れる救いではなく、認知症の発病から死に至るまでのゆるやかな過程に伏《ふく》流水《りゅうすい》のごとく流れつづけている救いの一局面とはとらえられないか。人体も自然の一部なのだから、自然は陰《いん》に対する陽《よう》を、さらに言えば苦をおぎなう楽をも、どこかで用意しているはずだ。

認知症が内包する救済の可能性に、私は懸けてみたい気さえしている。

第七話　長老の知恵

　ある日の午前――。朝食の片付けはずいぶん前に終わり、とはいえ昼食が運ばれてくるまでにはまだ間があるといった頃合い、デイ・ルームの一角で、三人のジイちゃん・バアちゃんが談笑をつづけている。
　その三人というのは、レッテル貼りのような紹介の仕方で申し訳ないが、〝ファンタジー・バアちゃん〟のハナさんと、もの盗られ妄想の徳子さんと、戦場体験の記憶地獄から最近ようやく解放されかけているらしい庄一郎さんである。
　三人の会話を、ほぼそのまま再現してみよう。
庄一郎「おれはわがんねえ《わからない》もん。友だちさ気ぃつかったから」
徳子「(ひとりごとのように)そだな女子《おなご》の仕事を」
庄一郎「(憤懣やるかたない口調で)おれが教えてもらうと言ったのに、わがんねえ、だべ？　友だち、知識あったかもしんねえ、どこか」
ハナ「(たしなめるように)わがんねこと言うな。おれもわがんね。息子と孫はわがるかもしんねげんども」
庄一郎「おれもわがんねえ」
ハナ「(言い聞かせるように)こっちの方《かた》はわかるべした《わかるだろう》。なんで、もやもや出たあ。せんも《さっき》孫や子どもが来たげんども行ったぁ」
庄一郎「(いらついて)だがら、家の人がわがったか、わがんねえか、しゃんめえ《しょうがない》から聞いてみろ」
ハナ「いろいろあっだごで《あったから》。炭坑さ行って、大きくなって、またちっちゃくなって(と再びファンタジックになっている)」
徳子「(いきなり怒声で)ねぐ《なく》なったって言うなぁ！」
ハナ「カネやったって、よこさねえよ。あんな見舞いに二千五百円、三千円出すって。けえって《かえって》しまって、しかたねえなあと思ってさ」
徳子「おら、出さねえ！(金銭の話題になると、とたんに憤怒の形相になる)」
ハナ「(うるさげに)んだがら、行ぐ《え》なと言った！」
徳子「(急に納得した調子で)ちっちゃい声で聞いてたな」
庄一郎「おれ、わがんねもの」

徳子「（唐突に）よくねぶらんねぇ《ねむれない》」
ハナ「こう仕切って、かまわず寝かしぇろ。あと、おっきいような気がしたげんど、ちっちゃこい《ちいさい》かもしらんな（にっこりと笑う）」
徳子「（つられたように）あっ、ほうが《そうか》（と笑う）」
庄一郎「どうもわがんねえ、おらは。なんだかんだって（また話題を戻してしまう）」
徳子「おらもわがんね」
ハナ「（いらだって）めんどくせえな。あの野郎、ギェーッと投げにくんだもの《くるんだ》（また相撲のファンタジーか）」
徳子「つくったけんどもなぁ」
庄一郎「わがんね、おら、わがんね」
　ここで急に、徳子さんが車椅子をこいで行ってしまう。
庄一郎「ダメだぁ。やっぱ合わねえな（徳子さんとそりが合わないという意味か）」
ハナ「んだ」
　すると、徳子さんがあっという間に戻ってきた。
徳子「おらだ《わたしたち》も、わがんね」
ハナ「そっちさ行っても、わがるか（と非難めいた口調で）」

徳子「いやいや、わがんね」
ハナ「んだが《そうだろうよ》」

会話は噛み合っているようで、噛み合っていない。だが、噛み合っていないようで、噛み合っている。

ただ、そばで耳を傾けている私には、彼らがいったい何を「わからない」と言っているのか、結局のところさっぱりわからないのであった。

三人の会話は、なおもつづく。

徳子「二中の体育館、できねえな（地元の中学校のことか）」
ハナ「なぁんもかしぇね《たべさせない》でやっちまった」
徳子「そげなことで《そんなことで》、大したもの持たせねえ」
ハナ「冬のもの、かしぇる《たべさせる》。うまくねえだ」
徳子「（だしぬけに）消え《け》やしぇ《せ》！」
庄一郎「（対照的にのんきな口調で）なぁんにもねえなぁ」
ハナ「んだなぁ、ここには。三回くらい火ぃつけっから（またもやファンタジー）」
徳子「（抗弁する口ぶりで）そんなことしねえから。そんなことやんねえから、おら！」

ハナ「そげなこと言うな。みんなわがってるぜ（と、黒板に字を書くような仕草をする）」
庄一郎「んだ、んだ。子どもが一緒にいると、だんだんおかしくなる」
ハナ「んだずぅ《そうだな》。あるものから」
徳子「んだごで《そうだったよ》」
庄一郎「いねえほうが、なんぼがええが《どれだけよいか》わがんねえ（子どもがいないほうがいいということか）」
ハナ「あれっ、数えてねえだな。これから出世するって、なんだかんだと言うから、ケチくさいことをぉ、こうやってぇ（と、いきりたつ）」
庄一郎「んだ。ほだがらよぉ《そうだからさぁ》、しねえだが《しませんか》？（ええっ、なんの話だ!?）」
ハナ「（納得した様子で）ああ、それだが《そのことか》。ああ、わがった（と、まかせておけという口調で）」
徳子「そんじゃ、まだいいっぺ《いいね》な。ひとり、ふたり、さんにん、よったり《よにん》、わげで《とくべつに》」
ハナ「（いさめるように）そげなごと言うもんでねえ。こだな世の中、わげでのことを」
　この会話も、個々の発言の意味はわかるのだが、一連のつながりがちっとも理解できない。三人のうちの誰かが話しだすと、あとのふたりはいちおう聞くそぶりだけはしている。けれども、実際は上《うわ》の空で、話題がずれたり、まったく見当違いの方向にすっ飛んでいったりする。

こうした会話は、認知症研究者のあいだでは「偽《にせ》会話」としてよく知られているのだが、そんなふうに決めつけてしまっていいのであろうか。

みずからを省《かえり》みれば、私たちの日常会話も、似たり寄ったりではあるまいか。人の話を聞くふりはしていても、実はあまり聞いていない。頭の中は、自分が次に何を話すか、そのことだけで一杯なのである。

三人の会話の場合、徳子さんが何かを言うと、ハナさんがたしなめるパターンをだいたいとっている。ふたりの女性にはさまれて、庄一郎さんは両者の顔をうかがう目つきをしている。そこには、半分の好奇心と半分の意地悪心が見てとれる。庄一郎さんは入れ歯の噛み合わせが悪く、受け口なので、余計にそう見えるのかもしれない。

もっとも、肝心なのは彼らが会話を楽しんでいるらしいことだ。三人の周辺には「活気」とまではいかないが、そこはかとなくなごやかな空気が醸《かも》し出され、意見が合わなくても決定的な対立には至らない。私たちのように、議論に勝とうとは決してしないのである。

世の荒波を八十年、九十年と乗り越えるうちに身につけた〝世間知〟を、認知症になっても失わず、かろうじて発揮している。三人とも、会話の落としどころをちゃんとわきまえたうえで、心の淡い交流をつづけているようなのである。

庄一郎さんの戦禍の記憶も、徳子さんのもの盗られ妄想も、ハナさんの墓と死へのこだわりも、このときばかりはよみがえらない。

そう考えると、三人が創り出した空間には、日本の大人の社交術が、たとえ片鱗だけにせよ、つかのま示されているように私には思える。

長く生きた人だけが身につけた知恵に、私たちは無条件で憧れがちだ。とりわけ私には、若いころからその傾向が強かった。

それゆえ、学生時代、フィリピンのルソン島山岳地帯で、少数民族の「イゴロット」(「山の人」の意味)と五ヵ月近く生活を共にしたさいには、彼らのあいだに〝長老〟の知恵を重んじる風習が根づいている点に心惹《ひ》かれた。私が滞在した一九七〇年代末には、男はふんどし・女は腰巻きだけの姿がまだ見られたイゴロット族の人々は、村の政《まつりごと》のすべてを長老会議で決めていた。

何か問題が起きると、村で一番大きな広場に長老たちが、村の規模に応じて十数人から二十数人ほども集まり、車座にしゃがみこんで延々と話し合う。長老は全員男性で、体力・知力ともに抜きん出た者が選ばれていた。私が訪れた地域では、かつて部族間の対立が激しく、それが武力抗争に発展する場合もあり（七〇年代までは〝首狩り〟の慣行も、わずかながらまだ残っていた）、そのとき勇猛果敢に戦って、敵を数多く倒した戦士が村では畏敬され、長老会議での発言権も強かった。

車座になった長老たちを、中高年や青年の男性らが取り巻き、それを女こどもたちが遠巻きにながめている。つまり、三重かもしくは四重の不規則な楕円の人垣が、広場にできている。議論が夜にまで及ぶと、電気がないため、広場の中央には松明《たいまつ》が灯《とも》され、それが長老の男性たちの顔を照らし出し黒光りさせていた。近代的な価値観からは「男尊女卑」のそしりをまぬがれまいが、彼らの伝統ではこれが当たり前の形式なのであった。

私は第三病棟で、そうしたイゴロットの長老のひとりと顔がそっくりなお年寄りに出会った。本当に瓜《うり》ふたつなのである。

顔だけが日本人離れしているわけではない。喜太郎《きたろう》さんのたたずまいは、病棟で異彩を放っている。

ほかのジイちゃんたちはみな、こざっぱりとした頭をしているのに、彼だけが長髪なのである。しかも、九十六歳とは思えぬほど黒々として、それをすべて後方に撫でつけるように伸ばしている。うしろ髪は、襟足《えりあし》のあたりまである。

そのヘアスタイルといい、頬骨の張った堂々たる顔立ちといい、眠っているかに見える切れ長の目といい、イゴロットの長老ばかりではなく、一般的に「インディアン」と呼ばれるアメリカ先住民の長老をも思い起こさせずにはおかない。それで、私は初めて会ったときから、ひそかに「チーフ」と呼んでいた。

まもなく、車椅子に乗ったチーフがしょっちゅうひとりごとを言う人であることに気づく。

「ばっちゃ《おばあちゃん》、よくござった《きてくださった》なぁと言うと、やっぱりわかってくれるのは、おまえさんばかりだぞ、やっぱり」

そこで自分の言った言葉に、みずからおかしそうに「ふっふっ」と笑って、

「おとうさんもよぉ、何度でも行ぐんだぜ、おお、みなさん、よくござったねえと言うと、おまえさん、わかっているんだから、またごんぜ《きてください》、おとうさんに頼んだぜと言うと、だって本当だもの、本当のことだもの、ふっふっ」

こんなふうに、ふたりの人物の会話らしきものが、置賜弁と標準語を混ぜた語り口で、脈絡なしに、いつ果てるともなくつづく。

喜太郎さんの話は、置賜弁のせいではなく、全体として意味がつかみきれないのだが、家族や顔見知りの誰かが来てくれて、そのうちの誰かがわかってくれているというあたりに、ストーリーの核心がありそうだ。

一方の私は、勝手な思い入れを抱きはじめている。チーフのその風貌ゆえに、いつか長老の叡智《えいち》あふれるひとことが聞けるのではないか。そんな無定見な期待をしつつ、彼のひとりごとに耳を傾けるようになっていくのである。

私には、いささか苦い経験があったのだが、それにまだ懲《こ》りていないらしかった。

十余年前、『救急精神病棟』というノンフィクションを書くために、「千葉県精神科医療センター」という精神科病院を長期にわたって取材していたときのことだ。

第一話でも記したが、そこでは「精神科救急」と呼ばれる、一般にはほとんど知られていなかった（ひょっとすると、いまだにあまり知られていないかもしれない）画期的な精神科医療が実践されていた。

だが、取材を始めて半年ほどが経ったころ、私は事前の見込みが誤っていたことを思い知らされる。

取材とは、こちらの予断や先入観が、よい意味で〝裏切られる〟体験の連続である。これこそ取材の醍醐味《だいごみ》と言っていい。あらかじめ思い描いたとおりの現実に遭遇し、仮定の正しさを再確認して悦に入るのでは、多大な労力や時間を割く意味がどこにあろうか。

私が痛感した見込み違いとは、そういうことではない。

当時の私は、取材を通じて精神病を縦に深く掘り進めたいと考えていた。どこまで行けるかはわからないが、そのように垂直に掘削《くっさく》していくうちに、人間という摩訶《まか》不思議な存在がいくらかなりとも明らかになってくるのではあるまいか。そう単純に目論んでいた。

ところが、現実はどうやら異なるらしいと、徐々に気づかされていく。

私がもっぱら相対《あいたい》していたのは、救急治療を要するほどの重篤《じゅうとく》な精神病の患者さんたちばかりであった。わかりやすい例で言うと、医師や看護師が四、五人がかりでも抑えきれないくらいの大暴れをしたり、支離滅裂に絶叫しつづけたり、対照的に統合失調症のすえ寝たきりになって、自分では食事や排泄どころか会話などの意思表示さえほとんどできなくなってしまったような人々である。

たとえば、ある女性の患者さんが示した症状の一端をここで例に引こう。

三十代の彼女は深夜、ラブホテルの前で白いブラジャーとパンティー姿で騒いでいるところを警察に保護され、精神科救急病院に連れてこられた。こうして救急処置室に入るやいなや、目の焦点が左右に散らばったまま、関西弁で叫びだしたのだ。

「タア、タア！　鼻くそほじって、シュラシュラシュシュシュー！　あんたはチュッパ？　ヒロミが来るんやろ？　ヨシナガ・ヒロミちゃんっ、アッホー！　名を名のれーっ、おぬしもワルよのー、越後屋ぁ、あっ、越後から来たこん平でーす！　あっ、おまえ、オメコだけは見たらあかーん！　あっ、だれっ、だれっ、だれや、あんたー、あんた誰や、ウニャッ！　死ねっ、死ねっ、死ねっ、あんた、死んでまえー、誰がぁ?、あたしが死にてぇ、オメコなくてよかったなあ、あんたー、酒やぁ、酒やぁ、さーけ持ってこーんかーい、あーっ、カッパッパールッパッパー、カッパ黄桜、カッパッパー、あんた誰や、あっ耳、聞こえんのや、オカメチンコ、くっせぇー、ウニャッ！　絶体絶命そのときにぃ、下にぃ、下にぃ、シートン動物記！」（『救急精神病棟』）

不条理劇でもお目にかかれないような、かくも凄絶《せいぜつ》な光景に圧倒されながらも、私の脳裏をかすめたのは、不謹慎ながら「連想ゲーム」という言葉であった。

脳の言語野の神経細胞が、突拍子もない形で〝発火〟している。それが関連したところに記憶として貯蔵されている単語に〝引火〟し、まるでネズミ花火がしゅるしゅると音をたてて暴れ回るかのごとく、収拾がつかなくなっているように見えたのである。

彼女のような患者さんたちと間近で接すれば接するほど、当初の、深く垂直に向かおうとするベクトルは、いつのまにかてんでんばらばらに拡散し、やがて消え失せてしまう。深掘りの手応えは乏しく、際限なく横すべりしていく違和感ばかりが残った。

そのたびに、これはようするに脳の誤作動の発露にすぎないのではないかとの思いが強まっていく。脳という超精密機械が故障して、無数の感光体が無秩序に激しく点滅しているイメージである。

読者は、私が極端な症例をもとに印象論を展開していると批判されるかもしれない。だが、私には、こうした症状はあくまでも「脳」の問題であって、取材前に目指していた「精神」の深みには、どうしても結びつきそうになく思われたのである。

振り返れば、いかにも傲慢な思い込みであった。それが正しい意味で「裏切られた」からといって、失望するいわれなどなく、単なる自業自得というものであろう。

では、重度認知症の場合はどうなのか。

ここ佐藤病院にかぎらず、重度認知症治療病棟の大半は、精神科病院の一角にある。精神科病院の取材の場数だけは踏んできたから、そこでの治療対象とされる重度認知症を通じて、人間存在の深みに近づけるなどとは、もはや軽々《けいけい》には考えていない。

重度認知症も脳の病とみなすかぎり、神経細胞の自動発火のような脳の「反応」としてとらえるべき側面は、もちろんあろう。

けれども、救急治療を要する精神病と重度認知症とのあいだには、罹患《りかん》した患者さんたちに明白な違いがある。

それは、年齢差である。当たり前のことを言うなとお叱りを受けるであろうか。若年性アルツハイマー病のケースはどうなのかという声もあがるかもしれない。

にもかかわらず、私がそこに拘泥《こうでい》するのは、「人生経験」とも「年の功」とも呼び習わされてきた、お年寄りの体験の蓄積ゆえなのである。

人が七十年、八十年、さらには九十年、百年と生きつづけ、文字通り体にしみこませてきた体験は、病んだ脳にどう働きかけるのであろうか。神経細胞の自動発火的な反応に呑み込まれてしまうのか、余計に拍車をかけるのか、逆にそれを抑制するのか、もしくはまったく想定外の別の作用をもたらすのか。

これまで描いてきた重度認知症のお年寄りたちの姿から、その答えはおぼろげながらも浮かび上がってきたように思える。

だが、私は言ってみれば〝決定版〟が欲しかった。チーフこそその任を果たしてくれるのではないかと、またしても勝手な心づもりをしていたのである。

「なんで黙ってるの、男のくせに」

チーフ、いや喜太郎さんが、私の目を見つめて問うてくる。

弁明すれば、私は彼を無視していたわけではない。

看護師たちの深夜勤に何度目かの同行取材をし、そろそろ夜明けが近づき、今回のゴールも見えてきたと感じたころ、喜太郎さんのいる相部屋の前を通りかかったら、ひとりごとを言う声がした。引き戸をそっと引いて中に入ると、喜太郎さんは横向きに寝たまま、目は見開いており、私を見上げて唐突に、なぜ黙っているのかと尋ねてきたのである。

当方のあいまいな返事が耳に届いたものか、あるいはもうどうでもよくなったのか、喜太郎さんは再び自分の独白の世界に戻っていった。

「おお、セイゾウさん、私はわかりません、本当の女の人は、危険だからわかりませんてん、このセイゾウさんは渡しているんでしょうねえ、いつまでも男がいねぐなったぁ、私は本当の兄弟です」

喜太郎さんは、むかし煎餅《せんべい》屋の職人だったという。

かつて、この大柄な体を丸めて、黙々と煎餅を焼いていたのであろうか。手際よく裏返しにして、ハケで醬油を塗ったりしていたのであろうか。山形の醬油だから、きっと濃い口で、それが焦げる何とも香ばしいにおいが、あたりに立ちこめていたはずだ。

そこで私はふと思いつき、喜太郎さんの大きな皺《しわ》だらけの手を見せてもらったのだが、しみが点々とあるだけで、火傷《やけど》の痕《あと》のようなものはまったく見あたらなかった。

「おまえさん、あんまり正直だから、ああ言った、そうだよということも含めて、こだなごとはおめさま《あなたさま》の番ですよと言うと、私は本当に頭いだぐ《いたくて》でね、ほんにほんに《ほんとうに》食ったこともねえのハアと、腹へったなあとなり、おまえさんは正直なので、頭は私が悪いのは、もっといいはずだから、あげてくださいと言ったら、たまにですから、おまえさんは本当の兄弟ですねえと言って、頭を下げました」

喜太郎さんの独白は、このように対話の形式をとる場合が多い。置賜弁と標準語の交差する語り口には、独特な抑揚《よくよう》があり、演歌でも歌っているように聞こえる。

つれて逃げてよ

ついておいでよ（「矢切の渡し」）

とか、

貧しさに負けた
いえ　世間に負けた（「昭和枯れすすき」）

とか、

馬鹿いってんじゃないわ
馬鹿いってんじゃないよ（「3年目の浮気」）

とか、そういった歌謡曲のやりとりにも似た形式である。

ひとりふた役で自問自答を繰り返す喜太郎さんも、孤独な人であるにはちがいない。

この病棟には毎日何人もの家族や知り合いが入院患者の見舞いに訪れるが、喜太郎さんを訪ねてきた人に私は一度たりとも会ったことがない。のちに喜太郎さんが危篤に陥ったとき、病院側が身内に連絡をとろうとしたものの、ふたりいる息子のうち、長男はすでに亡くなっており、次男（次男と言っても、すでに六十代後半だが）は多忙にかこつけて、すぐさま駆けつけようとさえしなかった。妻とは、とうに死に別れている。

唯一の肉親であるこの次男は、見舞いにいっさい来ないばかりか、父親の入院費もずっと滞納したままだ。

実のところ、喜太郎さんが身につけているワイシャツやズボンなどの衣類は、すべて看護師やケアワーカーらが持ち寄ったものなのである。襟足にまで届く長髪は、通常、入院患者の家族が支払うべき理髪費を納めていないせいで、やむなく伸び放題になったあげくの果ての姿なのであった。

次男は、近所や親類のあいだで「パチンコ中毒」「借金まみれ」と悪評紛々《ふんぷん》たるものなのだが、父親の認知症が悪化したきっかけを、担当の女性看護師にこう明かしていた。

「うちで子犬のときからかわいがってた犬が死んで、おやじはしょげかえってたんだぁ。ボケがひどくなったのは、それからだぁ」と。

これが喜太郎さん、八十八歳のとき——。

愛犬の死に打ちのめされた八十八歳が、私には無性に悲しく、切ない。

「おまえさんだけだ、そだなごと言うのは」

現在御年《おんとし》九十六歳になるチーフの自問自答は、なおもつづく。

「なぁしてそだなごと言うの、なぁして正直に言わんのと、男の人が来て言うと、もっといるはずねえし、そんな馬鹿はないですよ、誰か男がいるでしょうと言うたれば、おれが悪かったんだ、ありがとう、毎日おまえさん、みんな行ってくれている、あまり行《い》かがね《な》、《い》みなさまだと言うと、わかりますと言うたれば、何様に言うて、おればかり、神様に妹のだんなが忘れてすまないと思ったから、ほんとの、ほんとの、いやいや本人ですね、いやいや何だかですねぇ、まさかと言うのは問題になっております……」

これも、脳の自動発火の一形態なのかもしれない。連想ゲームの脈絡は、救急処置室でわめきちらしていた女性の場合よりも、さらに見出しにくい。

この期《ご》に及んで私は読者にお詫びを申し上げなければならないのだが、機会あるごとに喜太郎さんの独言を傾聴したものの、チーフらしい「長老の叡智あふれるひとこと」はついぞ聞かれなかったのであった。

だがしかし、私はあきらめが悪い人間である。話の内容ではなく、その口調に焦点を絞《しぼ》りなおしてみたい。

歌うような独特な抑揚と、先に述べた。もう少し詳しく言うと、独語の中身から受けるイメージとは裏腹に、おおらかで、のどかで、そう、「牧歌的」という表現が一番しっくりくる。テレビアニメの長寿番組だった「まんが日本昔ばなし」のナレーションと同質のものだ。

そんな節回しにのせて、「本当の兄弟」「異母兄弟」「私は弟」「おまえのおっかあ」「妹と姉の母」「おとうさん」「妹のだんな」といった家族を指す単語が、取っかえ引っかえ色とりどりといった様子であらわれる。「おまえさん」「おめさま」「みなさま」といった呼びかけにも、対人関係の結びつきの濃さがにじみでている。

救急処置室の女性の叫びにまったく欠けていたものが、こうした牧歌的で親密な家族・対人関係なのである。喜太郎さんの周りには、もはや失われてしまった〝村社会〟と、そこに集《つど》う大家族が、春の日の陽炎《かげろう》のごとくゆらゆらと立ちのぼっているかのように見えるのだ。

ここにこそ、お年寄りの「人生経験」や「年の功」が集約されているのではないか。それを「関係性」や「歴史性」と言い換えてもよかろう。

人が体に長い歳月をかけてしみこませてきた関係性や歴史性は、脳の機能がたとえ重度認知症によって冒されていようとも、脳のオートマティックな反応に無抵抗のまま呑み込まれたりはせず、それとうまく折り合いをつけながら、なあなあで共存しているかのようなのである。

それゆえに私は思う。認知症を脳の病としてだけ見るこれまでの視点は、認知症が秘める豊かな可能性を、あたら切り捨ててしまう結果になってはいまいか、と。

そして、私が待ち望んでいた「長老の叡智」の顕現《けんげん》は、言葉そのものにではなく、それが表象する関係性や歴史性にこそ見出せるのではないかとも考えたのであった。

「長老」はだてに長老を演《や》ってきたわけではなかったのである。

第八話　配偶者

ジャージー姿の時蔵《ときぞう》さんと病棟の廊下で初めて出くわしたとき、彼はなぜか目に涙をいっぱい浮かべていた。

濃紺《のうこん》のジャージー上下を着た、鶴のように痩せ細った胡麻塩《ごましお》頭の老人が泣きながらとぼとぼと歩いてくる姿に、私は思わず胸を突かれる。

「どうされましたか？」

そう尋ねようとした矢先に、時蔵さんはふと立ち止まり、こちらを見上げて、

「おれ、寺の総代《そうだい》、やめてきたぁ」

と涙声で言った。

お寺の総代をやめてきたことが、初対面の私に真っ先に告げねばならないほどの重大事なのであろうか。

なんだか腑《ふ》に落ちなかったけれど、時蔵さんが全身であらわしている切迫感たるや、ただならぬものがある。

私は返答に窮《きゅう》して、やむをえず、

「お寺の総代をやめてこられたのですか？」

おうむ返しに問いかける。

すると、時蔵さんは、

「んだ……。これでサヨナラさせてもらいます」

と言うなり、号泣する子どものように、濃紺ジャージーの袖口《そでぐち》で目をこすってから、またとぼとぼと歩いて行ってしまう。首筋の細い、その後ろ姿を、私は呆然として見送った。

時蔵さんの初対面での印象は強烈であった。時系列で言えば、私が佐藤病院の第三病棟に取材に入って、最初にお年寄りと会話をかわしたのが、ほかならぬ時蔵さんとの、このやりとりだったのである。

のちに知るのだが、時蔵さんは自分が生まれ育った村の菩提寺で、本当に、檀家をとりしきる総代の仕事を長らく任されていた。総代とは、山形の農村部のような地方では、最近まで共同体をつかさどる重職にほかならなかった。

しかし、これもあとで知ったのだが、時蔵さんが総代をつとめていたのは、かれこれ十年以上も前の話なのである。七十歳をすぎて認知症の症状があらわれてからは、施設や病院を転々とし、半年余り前に、ここ重度認知症治療病棟に収容されたのであった。

そんな元・檀家総代の時蔵さんと、モヨエさんというバアちゃんとが、並んで座席にすわるようになったのは、いつごろからであろうか。

私が病棟に通いだした当初は、そうではなかった。

ある日ふと、時蔵さんとモヨエさんが食事時でもリクリエーションのさいでも隣り合ってすわっていることに気づき、意識して見ていたら、デイ・ルームにいるあいだはつねにふたり一緒にいる事実を、そのたびに再確認させられたのである。

モヨエさんには、たとえば風呂場で大暴れの敏江さんやファンタジー・バアちゃんのハナさんのような際立った特徴がない。特徴がないところが特徴と言えばよかろうか。

外見は小柄で短髪。眉毛が「げじげじ眉」と呼んでもいいほどに伸び放題だが、その下の目はいつも落ち着いており、看護師やケアワーカーにとっては、手のかからないバアちゃんのひとりである。

時蔵さんとモヨエさんは、ひとことで言えば、茶飲み友達ふうに見える。モヨエさんは夫と死別しているが、時蔵さんには妻が健在で、ふたりとも子どもや孫もおり、色恋沙汰の気配はみじんも感じられない。

もっとも、時蔵さんの妻は、どういう事情からか、まったくと言ってよいほど夫の見舞いにはやって来ず、長男が二、三ヵ月に一回、顔を見せる程度であった。

この病棟では、異性の誰かを一方的に「夫」や「妻」と思い込んでいるお年寄りも珍しくない。

なかでも目立つのは、倭歌子《わかこ》さんのケースである。

彼女は、窓ぎわの席を自分の定位置としている車椅子の儀助《ぎすけ》さんを「とうちゃん」とか「じっちゃ《じいちゃん》」と呼び、完全に旦那あつかいしている。

ふたりの関係は、なかなかに厄介《やっかい》である。ともに血管性の認知症をわずらっているのだが、おもてに出ている症状が、いずれも悲観一色と言ってもいいくらいネガティブなのである。

倭歌子さんはなぜか、生まれたばかりのわが子を、おぶいひもでいつも背中におぶっていると信じ込んでいる。その子が耐えがたいほど重たいらしく、

「（背中の）おぼこ《こども》、おろしてけろ、おろしてけろ。じっちゃ、なんとかしてけ

ろ」

と、儀助さんにすがるように訴える。

彼女には三人の、すでに中高年に差しかかっている子どもたちがおり、全員元気だし、かつて幼子《おさなご》を病や事故で亡くした経験があるわけでもない。もしかすると、過去に中絶や流産のつらい体験があったのかもしれないけれど、妄想の背景は誰にもわからない。

かたや儀助さんの症状は、典型的な「感情障害」とみなされるものだ。この人は、骨組みのしっかりとした大柄な体つきとは裏腹に、しじゅう涙に暮れている。何がそんなに悲しいのか、口元をゆがめ、二重まぶたの大きな目を充血させ、ときには声をあげて泣いている。

初めてまのあたりにすると、こちらまでもらい泣きしそうになるほど悲しげなのだが、これは感情の抑えがきかなくなる認知症の発露の一形態で、かつては「感情失禁」と呼ばれていた。

『悲《ひ》の器』――、私は早世した作家・高橋和巳の代表作を久しぶりに思い出したことだ。

それにしても、抑制できずに噴き出してくる感情が、〝喜怒哀楽〟のうちのもっぱら「哀」ばかりで、「喜」や「楽」はほとんど出てこない現象を、どう解釈すべきなのか。ここでお釈迦様を引き合いに出すのは大げさかもしれないが、その言とされる「生《しょう》老病死」の苦しみの人生観を、われわれは定めとして受忍しなければならないということか。

以前、ある高名な脳科学者から、インタビュー後の雑談のおり、

「脳は放っておくと、ネガティブに流れる傾向があるのではないか」

と言われたことがある。外界の大自然におびえながら暮らした人類の祖先が、わが身や子孫を守るため、つねに備えと警戒を怠らなかった時代の名残であろうが、儀助さんの身も世もない泣き顔を見ていると、お釈迦様や脳科学者のそんな説まで思い起こされる。

儀助さんも倭歌子さんも、これまでの長い人生で負の感情を鬱積させてきたにちがいない。つらいことも悲しいことも悔しいことも山ほどあった。けれども、そのつどぐっと呑み込んで、押し殺してきた。本当は泣き叫んだり激昂《げっこう》したりしたかったのだ。それらの積年の思いを一気に吐き出しているのだから、認知症が彼らの情念を解放させているようにも見えるのである。

おそらくはそういった背景からか、倭歌子さんは儀助さんを夫と信じて疑わない。窓ぎわの儀助さんのところにやって来ては、

「じっちゃ、おぼこ重くてさんねえ《しょうがない》から、おろしてけろ、早くおろしてけろ」

と、泣かんばかりに懇願する。儀助さんのほうは、車椅子の肘パッドを両手で握りしめて、すでに滂沱《ぼうだ》の涙である。はたで見ていると、老夫婦が泣き合っているようで、事情に疎《うと》かったころの私は、一、二度ふたりにわけを尋ねたものだ。むろん合点のいく答えが返ってくるはずもなく、倭歌子さんは今度は私に向かって、

「おろしてけろ、おろしてけろ」

と、すがりつくようにしてくる。

一方、儀助さんが泣き声と泣き声とのあいだに漏らす話を聞いてみると、どうやら彼は怒っているらしかった。配偶者でも親類縁者でもない見知らぬ老婆に「夫」と思い込まれ、しつこくつきまとわれてはなはだ迷惑であると、赤みがかった目をしばたたかせながら、途切れ途切れに訴えてくる。儀助さんの身になれば、まさしくそのとおりで、悪質なストーカーに遭っている気分なのであろう。

だが、背中のわが子が重くて我慢できない倭歌子さんの実感も、また儀助さんを夫と頼るひたむきな心情も、嘘いつわりのない本物の感情なのである。だから、まわりが責めるべき筋合いではなく、看護師らはただ、倭歌子さんが儀助さんにまとわりつく前に、ふたりのあいだに入って彼女を自分の座席に連れ戻すぐらいが関の山なのだが、ふと気づけば倭歌子さんはもう儀助さんの前にいて、哀

願のまなざしで懸命にかきくどいているのである。

時蔵さんとモヨエさんは、こういうややこしい間柄ではない。最晩年のいっときを穏やかに、とはいえ一抹の諦観をそこはかとなく漂わせながら、ともにすごしているかのようだ。

病棟に来たばかりの私に、

「おれ、寺の総代、やめてきたぁ」

と絶望的な表情で告げてからというもの、時蔵さんは私の顔を見ると、笑みを浮かべて会釈をしてくれるようになった。前述したように、こういう挨拶をしてくれるジイちゃんは、ほかには脱出願望の源五郎さんぐらいしかいない。

もっとも、時蔵さんの笑みと会釈の仕方は、妙にばかていねいで、私のことを新任の医者と思い込んでいるふしがあった。

時蔵さんとの会話は、たいてい天気の話から始まる。

「まあ、きょうはいい陽気だ。あったかくてなぁ」

——そうですねえ、朝からよく晴れて。

「おれも工場《こうば》さ行かねばなんねから」

——工場ってどこですか？

「いや、あっちさある工場。こことくっついてる」

――じゃあ、ここも工場？

「ここは、むかし作業場だったのな。こんな立派じゃなかった」

時蔵さんは、ここを以前勤務していた工場か何かと思っているらしい。

――勤めておられるのは何関係の工場ですか？

「だからよ、こことくっついてる」

――何を造っておられるの？

「いやいや、まだ開業したばっかりだからよ。これからじゃねえか」

これでは一向に埒《らち》があかない。

この病棟を「さむらい屋敷」と断定したファンタジー・バアちゃんのハナさんは別格として、時蔵さんのように、ここを勤め先やわが家、もしくは生まれ育った実家とみなしているお年寄りは少なくない。

私がずいぶん前に読んだ『痴呆老人が創造する世界』という本には、北海道の、ある「痴呆専門病棟」のデイ・ルームを「公民館」と思い込み、そこから歩いていくにしたがい、床のリノリュームが剝がれたところが隣の地区との境目で、消火栓の赤く光るランプが「駅前」、別の施錠された病室が「自宅」といった具合に、住み慣れた街になぞらえて病棟を歩く老女が登場する。この本の著者の阿保《あぼ》順子さん（長野県看護大学・前学長）が彼女の立場に立ってみると、薄ら寒いのでカーディガンを取りに「公民館」から「自宅」に帰ったものの、カギがかかっていて入れず、どうしようかと困っていたのではないかと推察されたのであった。

「現代人というのは、みんな物語をつくる病気に取り憑かれている」

と言ったのは、第三話の〝ずうずう弁〟のところでも発言を引用した寺山修司である（月刊「イメージフォーラム」一九八三年七月号）。「現代人」に限らず、人間とはそういうものなのであろう。寺山はまた、

「人間は物語の中に逃げ込む」

とも喝破《かっぱ》しており、私自身、認知症のお年寄りたちとの会話で、そのことをたびたび痛感させられていた。たしかに、人には物語をつくらなければ生きつづけられないところがある。

時蔵さんの元・勤務先の工場については、思いがけず別の機会に判明する。それも、ご本人の口から直接、明らかにされたのである。

ようするに、ほかのお年寄りと同じく、時蔵さんも若いころの記憶を想起するほうがたやすく、イメージもより鮮明になるので、昔話を糸口に記憶の回路を巡《めぐ》っていたところ、私が知りたかった答えに辿りついたのであった。

それは、こんな思い出話がきっかけとなった。

「うちは、ずうっと田んぼやってたからよ。田んぼ二町歩（約二百アール）やって、あとはリンゴと桃と柿、野菜は何でもやったもんだ」

――子どものころから、田んぼでお手伝いされたんですか？

「んだ。小学校六年で、もう一人前だからよ。田植えも稲刈りも堆肥も何でもやったもんだ。〝ばごがけ〟もひとりでやった」

――ばごがけって何ですか？

「田んぼに水かけて、土をやっこく《やわらかく》すんのよ。それ、馬にやらせるわけさ」

――「ばご」は「馬」に「子」と書くのかな？

「それは知んねども、『ばごがけ』『ばごがけ』って言ってたな（あとで調べたところ、「馬耕かけ」であることがわかった）。ばごがけには難儀したもんだ」

――田んぼをすきおこして、田植えに備えるわけですよね？

「んだ。馬が速ぐでよ。いやいや、もう追いつくだけでやっとよ。頭から泥かぶるから、髪の毛も顔も泥だらけさ。一日やると、ぐんなり《げんなり》くたびって《くたびれて》、田んぼからあがると、足にヒルが吸い付いてる」

――血を吸ってぱんぱんにふくれあがってるやつですよね。あれを無理やり剥がすと、傷口から血がタラーって垂れてくる。僕もフィリピンの山中でさんざんやられましたよ。

「んだかぁ（笑）。あれが、夜、かゆぐでかゆぐでなぁ」

――いまの子なら、親に言われたってやらない（笑）。

「だって、言うこと聞がねがったら、（拳骨をふりおろす仕草で）これだもの（苦笑）」

――じゃあ、子どものころの楽しい思い出って何ですか？

「よく山さ行って、スモモとって食ったなぁ。栗とかアケビとか蜂の子も食った。川ではヒメマスだな。網でとって、すぐ焼いて食うの。うめがったなぁ、あれは。ドブロクもうめがった」

――えっ、いつの話？

「小学生」

――小学生のころからドブロク飲んでたの？

「んだ（と、きっぱり）」

――でも、密造酒でしょ？

「あのころは、みんな造ってたんだぁ」

――時蔵さんは、昭和五年（一九三〇年）のお生まれですよね？

「んだ」

――じゃあ、そのころは子どもでもドブロク、平気で飲んで酔っぱらってたんですか？

「まあ、酔っぱらったっていう意識はあるなぁ（と、ひとごとのように言う）」

――親も公認ですか？

「おふくろも姉貴も飲んでんだもの。酒でも飲まなきゃやってらんねえのよ、寒ぐで」

――あっ、そうか。冬が、いまより厳しかったんだ？

「寒がった。雪下ろしも大変だったし。なんせ、いろりとコタツしかねえから」

――女の人たちもドブロクを飲んで、暖をとっていたということですね？

「そう、そう」

こうしたやりとりをしていると、時蔵さんの隣にいるモヨエさんが、ときおり、

「そげなこと、しててだか？」

と呆れたような口ぶりで割って入るのだが、時蔵さんはそれにはかまわず、頬をゆるませたまま懐旧談にふけっている。

「汽車には（子どものころは）なかなか乗らんねがった《のれなかった》な。ああ、西駅（西米沢駅）から米沢まで乗ったことある。遅ぐでよ。笞《むち》でもあてたいぐらいだった」

私がはっとさせられるのは、お年寄りのこういう言い回しに接したときだ。歩みののろい馬に笞をあてるように、汽車にも笞をあてたい。当時の生活感が、活き活きとよみがえってくるではないか。

こんな話の流れで、先刻はっきりしなかった工場のことを時蔵さんに尋ねてみると、今度は社名を正確に即答し、

「カンヅメつくってる工場、シャケとかニシンとか」

すらすらと答えてくださったのである。

ただし、これは戦後、時蔵さんが結婚してからの話だ。時蔵さんの家も、近所同様、兼業農家となり、彼は田畑を家族に任せて、一九七〇年代後半からカンヅメ工場のベルトコンベアの前で、日がな一日立ちっぱなしで働くようになったのである。

そこを退職し、年金暮らしをしながらまた畑に戻っていたある日、孫の結婚話が持ちあがる。この慶事が皮肉なことに、当時六十九歳だった時蔵さんに認知症が顕在化する契機となった。

毎日のように、

「きょう（孫の）結婚式だべ」

と家族に確かめ、礼服に着替えて出ていこうとする。夜中、ごそごそと起き出

したので、妻が見にいくと、黒の背広を鴨居に掛けたりしている。

孫の結婚は、世間的には喜ばしい出来事であっても、お年寄りには、みずからの老いと直面せざるをえない人生の節目にもあたる。老いによる衰えをどこかで感じ、つねにおびえてもいるから、かわいい孫のお祝いを、自分が粗相《そそう》などで台無しにしてはならないといった自戒が、時蔵さんの場合、過剰に作用したのかもしれない。それが、危うい均衡を保っていた彼の精神状態に揺さぶりをかけたのではなかろうか。

眠らぬ夜の時間が増えていき、じきに〝徘徊〟が始まった。

家族は、医者の勧めにしたがって地元のグループ・ホームに入所させたが、症状は逆に悪くなった。ほかのお年寄りの食事をとって食べ、下半身裸の姿で女性の部屋に侵入した。介護担当の女性職員を殴りつけたこともあるという。いまの時蔵さんの様子からは想像もつかないが、そういった数々のトラブルのせいで、グループ・ホームから追い払われるようにして佐藤病院に送られてきたのであった。

入院前の診断の結果は、「老年期妄想症」と「夜間せん妄」を伴う「混合型認知症」――。夜間せん妄とは、夜に意識の混濁《こんだく》や錯覚、幻覚などが起き、行動にも異常があらわれる状態のことである。

専門医がよく使う例で言えば、酒を飲みすぎて泥酔状態に陥ると、顔つきががらりと変わり、普段からは想像できないような暴言を吐いたり、奇行に及んだりするのに、翌日は何も覚えていない場合がある。同様の状態が、酒なしで生じるのである。

では、なぜ「夜間」なのか。『精神医学事典』によると、昼間よりも外界から受ける刺激が減り、睡眠をとる必要もあって、脳の活動レベルが下がるためとされている。老人は、脳の機能自体が低下しつつあるから、なおさらだ。

「また老人では、潜在する不安や恐怖など、老人特有の心性も（夜間せん妄の）誘発に関与する」（同書、括弧内は筆者）

ともある。

時蔵さんの「潜在する不安や恐怖」は、女性看護師との次の会話からも、一端がうかがえよう。

時蔵「おれのところの神様おろすとき、教えてけろな」
看護師「何の神様？」
時蔵「……（沈黙している）」
看護師「鎮守様かなあ？」

時蔵「んだな、鎮守様だ」

断片的だが、この「鎮守様」の話といい、菩提寺の檀家総代をやめてきた話といい、心の奥深くで支えにしていた神仏との関わりが、情け容赦なく剝ぎ取られていくような喪失感を、時蔵さんはどうやら反芻《はんすう》しているらしい。それは、彼の全存在のよりどころを突き崩すほどに衝撃的なものなのであろう。

入院後、病状はいっとき悪化した。ところかまわず放尿したり、自分の大便をこねまわしたりした。だが、薬物療法で夜間せん妄が改善されるにつれ、こわばった表情が次第にやわらぎ、主治医にみずから進んで身の上話をするようになった。

私が時蔵さんと出会ったのは、いまにして思えば、こうして病状がだいぶ落ち着いたころなのであった。

いつも時蔵さんの隣にすわっているモヨエさんは、きわめて無口な人である。私が時蔵さんと雑談しているおり、モヨエさんに話をふっても、短い返事があればよいほうで、印象に残る会話に発展したことは一度もない。人見知りなのであろうか。若いころはボーイッシュなお嬢さんで、周りの男たちの目を引いたかもしれない。

彼女は昭和五年の生まれ。ということは、時蔵さんと同い年である。当時の国民学校を終えたあと、地元の織物工場に勤め、十代末で遠縁にあたる農家に嫁いだ。結婚後も織物工場に通っていたが、二男二女に恵まれ、主婦業をこなしながら夫の野良仕事を手伝っていた。

以前の平均的な農家の主婦像が思い浮かぶけれど、なぜか、同居していた長女らのモヨエさんに向ける視線は、冷ややかきわまりない。「自己中心的」「内向的」で、「酒好き」なうえヘビー・スモーカーだとさんざんなのである。実の娘たちから、かくも酷評される母親は、めったにいるものではない。私には、そんなふうには見えないのだが、母親と娘の確執は他人にはうかがい知れぬところがある。

何よりも長女が嫌ったのは、女性には珍しい酒癖の悪さであった。とくに夫と死別してからは「酒びたり」と呼んでもいいありさまで、朝から缶ビールをあおり、一日中、酒の気《け》がほとんど抜けなかったという。よほど寂しかったのだろうと思うが、これは私が他人だからこそ推測できる話かもしれない。

私は一度だけ、モヨエさんからこう打ち明けられたことがある。

「こだなごと言うの恥ずかしいから、誰にも言われねでおぐかと思ったんだげどよ。おっかね夢見《こわい》て、おしっこむぐしてしまったんよ」

私が、「どんな夢？」、そう訊くと、

「どんな夢かは忘っちゃげど、最近いっつもおっかね夢見て、はっと目が覚めでしまうんよ」

と、びくびくしたような目で言った。

長女によると、モヨエさんは七十をすぎたあたりから、物忘れが激しくなり、ことに火の消し忘れが目立ちだしたそうだ。一日に二箱あけることもあったタバコで、畳に焼けこげをいくつもつくった。台所をあずかると、鍋を空炊《からだ》きして真っ黒にしてしまった。

タバコも酒と同様、寂しさを紛《まぎ》らすためであったはずだ。鍋を火にかけたのは、少しでも家族の役に立ちたいと願ったからではないか。モヨエさんは、実生活でも孤立無援の悪夢にさいなまれていたにちがいなかった。

ちょうど八十歳で佐藤病院に入院したときには、認知症がかなり進行していた。時蔵さんと同じ「夜間せん妄」もひどく、当初はデイ・ルームでひとり不機嫌な顔で黙りこくっている姿がよく見かけられたという。

私がここに来てからは、モヨエさんのそんな表情は見たことがない。薬物療法やリハビリテーションが、それなりの効果をあげていたのであろう。ただ、無口なことだけは相変わらずで、会話の相手はほぼ時蔵さんに限られていた。

時蔵さんも、私と話すとき以外では、さほど口数の多い人ではない。だから、時蔵さんとモヨエさんが並んですわっていても、ふたりに談笑らしきものはほとんど見受けられない。

しかし、よそよそしさは少しも感じられず、あたかも村の幼なじみのジイちゃん・バアちゃんが縁側で日なたぼっこでもしているかのごとき趣《おもむき》がある。私はこの重度認知症治療病棟でふたりの姿を見かけるたびに、なにかしら心やすらぐものを感じていた。

いつまでもこのままでいてもらいたいとすら願ったのは、こうした時間が長くはつづかないことをどこかで予感していたからかもしれない。

第九話　男女の関係

　時蔵さんとモヨエさんとの関係については、ナース・ステーションでも女性看護師のあいだで、ひとしきり話題になった。

「ラブラブなの？」

「いや、ラブラブってわけじゃないでしょ？」

「いっつも一緒だよねぇ」

「友だち以上、恋人未満、かな」

「これから恋人になるかも」

「それはないよぉ」

「なして？」

「だって枯れてるもん。枯れた老夫婦」

「そう言えば、時蔵さん、叱られてるよね」

「んだっけ《そうだっけ》が？」

「ほら、（デイ・ルームでのリクリエーションで）椅子とりゲームやったときよ。時蔵さん、負けてばっかりいたのよ。ほしたら《そうしたら》、モヨエさんが『もさくさしてっ《のんびり》から、とられちゃうんだぁ』って（笑）」

「やっぱ老夫婦だぁ（笑）」

当のご本人たちの見解はどうなのか。

ある日、時蔵さんがまた目に涙を浮かべて、

「子ども、いねぐ《いなく》なったぁ」

と、おろおろしていたことがある。わけを訊いたら、モヨエさんとのあいだにできた、ふたりの子のうちのひとりが急に姿を消してしまい、どこにも見当たらないのだという。むろん、これも現実ではないけれど、時蔵さんには、たとえ束の間にせよリアルな実感のある出来事に思えたのであろう。つまり、少なくともこのときだけは、時蔵さんはモヨエさんを配偶者とみなしている。

また別のある日のこと、主治医がモヨエさんのかたわらにすわり、横にいる時蔵さんを指して、

「こちらは、どなたですか？」

と尋ねた。

「ジイちゃんだぁ」

モヨエさんは、あっさりとそう言い切る。

――ジイちゃんって、名前は何というの？

「コーザブロー」

――えっ？

「コ・オ・ザ・ブ・ロ・オ」

――コーザブローさんですか……。

そこで、女性看護師が助け舟を出す。

「それって、モヨエさんの旦那さんの名前じゃないの？」

すると、モヨエさんは、

「そうだよ」

至極当然といった口ぶりで答える。モヨエさんの亡夫は「興三郎」というのである。モヨエさんも時蔵さんを配偶者とみなしていることに変わりはないのだが、死別した夫と誤認しているのであった。

その数日後、小さな事件が起きた。

午後の休憩時間のさい、ベッドでモヨエさんが海老《えび》のように体を丸めて眠っているその足元に、時蔵さんも同じ姿勢で横たわっていたのだ。つまり、ひとつの病床でふたりが上と下になり、身を折り曲げるようにして寝ていたのである。それを、モヨエさんと同室の女性患者に見つかって、ナース・ステーションに通報されたのであった。

病棟の相部屋は、当然のことながら、男女別に分けられている。時蔵さんの行為はルール違反ということになるが、ご病気ゆえでもあろうし、むしろ女性の相部屋に時蔵さんが入っていくのに気づかなかった看護側の落ち度のほうが問われよう。だが、これも人手不足がおおもとの原因にあるため、責任者追及とはいかず、女性看護師が時蔵さんの肩を軽く揺すって起こし、自分の部屋にお引き取りいただいて一件落着となった。

結局、ふたりはお互いをどうみなしているのか。

ある女性看護師があらためて別々に尋ねてみたところ、予想外の答えが返ってきた。

時蔵さんはモヨエさんを「姉貴がお世話になった人」で、「おれと同じ会社に勤めている」と言う。

かたや、モヨエさんは時蔵さんを「いい友だち」と評した。

これも「少なくともこのときだけは」という時間限定での話なのだが、女性看護師のあいだでささやかれていた〝老夫婦説〟はあえなく崩壊してしまったのである。

ところが、時蔵さんとモヨエさんとが同じベッドで寝ていた行為を、

「許せない」

と憤慨する人があらわれた。その場を目撃しナース・ステーションに知らせた、いわば〝第一発見者〟の患者さんである。

「わたしの面目、丸つぶれですよ。まったくあんなきたない男のどこがいいんだか。もっとましな男がいるだろうに」

八十七歳の貴理子《きりこ》さんの口から飛び出した「きたない男」という表現に、私は呆気にとられた。そんな悪態が最も似つかわしくない人だからである。

むかし女子高の先生だったという小柄な貴理子さんは、ふだんはもの静かで、よくぽつんとひとりで雑誌を読んでいる。あるときなど、ぶあつい月刊「文藝春秋」を手にしていたので、

「重くないですか?」

と声をかけたら、

「定期購読してるの。妹が毎月、持ってきてくれるの」

うれしそうに答え、そのときの夢見るような表情が、強く印象に残っている。この病棟で読書の習慣を保っている患者さんは、貴理子さんしかいない。「アルツハイマー型認知症」の病名がにわかには信じられないほどだ。

その彼女が激怒して、

「許せない」

と言う。

「面目、丸つぶれ」

と嘆いている。

私には「面目」のひとことが気にかかった。貴理子さんの面目とは、いったい何だろう。

「スモモの山がありましてね。そこからソリをすべらせるの」

こちらの質問には答えず、貴理子さんは不意にそんなことを話しだした。私は咄嗟《とっさ》に聞き返す。

――ソリで遊んだんですか、子どものころ？

「いいえ、タキギを盛ってね」

――タキギをソリに積んで、山から下ろしたんですね？

「そうです。あのころはタキギですからね」

——いろり用ですか？

「はい、うちにもいろりがあります」

——いまもお宅にあるんですか？

「はい」

——炊事もタキギですか？

「ごはんは電気です」

記憶も語り口もしっかりしている。そう思いきや、

「タキギの山から、婚礼の歌が聞こえてくるんですよ。それで、ソリをすべらせていくの。いいもんでしたよ」

うっとりとしゃべりつづけている。現実なのか、それとも幻想なのか。

——婚礼って、貴理子さんの？

「わたしは、いないの」

——あっ、ご主人、亡くなられた？

「もとからいないの」

——ああ、結婚されなかったのですか？

「はい。男の人は、わがままですからね」

私は、貴理子さんの記憶のありようと語り口の独特さにふりまわされそうにな

っている。

話題を変えることにした。

——貴理子さんの一番なつかしい思い出って何ですか？

「ラブレターですね」

——えっ、ラブレターですか。どなたからの？

「学校の山口先生っていう先生でね。わたしより六歳ぐらい上でしょ」

——ラブレターの内容は覚えておられますか？

「『元気ですか。これから結婚します。その前に会いに来てください』って」

一番なつかしい思い出の「ラブレター」が、先方による結婚の報告とは、どういうことなのか。そんな手紙が「一番なつかしい」なんてありうるのだろうか。

——山口先生には会いにいらっしゃったんですか？

「行かないですよ。（自分はまだ）子どもだもの。なんにもわかんなかったもの」

——山口先生はモテたんですね？

「モテたでしょ。わかりませんけどね。背はあなたよりちょっと高くて（ちなみに筆者の身長は一七二センチ）、顔も鼻が高くて、いい男なの。あの人、（ほかの）先生と結婚したのよ」

いつのまにか私たちの会話に聞き耳を立てていた中年の女性准看護師が、

「その人、つかまえちゃえばよかったんだぁ」
と口をはさんできた。元・長距離トラック運転手の勘平さんを「めんごい」と言い、頭をなでなでしていた土屋洋子さんである。そのあけすけな口調に、貴理子さんが気分を害するかと思ったが、あにはからんや、
「そうなの。つかまえちゃえばよかった」
にこにこと応じている。
土屋「抱いてもらえばよかったんだぁ」
貴理子「そうなの。抱いてもらえばよかった」
土屋「もったいないことしたなぁ、貴理子さん」
貴理子「ああ、もったいないことした」
掛け合い漫才のようなやりとりになったので、三人そろって大笑いになった。
ふたたび土屋さんが、あけっぴろげに言う。
土屋「この人、妹さんも独身なんだよ。きょうだいそろって男が嫌いなの？」
貴理子「だーい好き（笑）」
土屋「結婚したら、よかったのに」
貴理子「（夫に）ごはん出すの、億劫《おっくう》だもの」
土屋「なんとかなるのに」

貴理子「毎日ごはん出すの、めんどくさい」
土屋「貴理子さん、めんごかったべなぁ。めんごいし、ちっちゃこいし、だっこして、(赤ん坊を横抱きにして、あやすようなそぶりで) ほい、ほい、ほいって」
貴理子「アハハ!」
土屋「楽しいべ、貴理子さん、昔のことさ考えてると」
貴理子「楽しいですね」
土屋「過去は宝物《たからもの》だぁ」
貴理子「過去は、ほんと宝物ですね」
ああ、こういう話の運び方は、自分にはまねができない。
私は、貴理子さんが自身にまつわる、現実的な話題が嫌いなのだと思っていた。口をついて出てくるのは、昔日の淡い恋の記憶やら、若いころ妹と行ったハイキングの思い出やら、生活感の乏しいエピソードばかり。あたかも戦後まもなくの青春映画のひとコマのようなモノクロの幻影が、浮かんでは消えていく。
だが、オバちゃん准看護師の土屋さんがそこに揺さぶりをかけ、貴理子さんの素顔を引き出すきっかけをつくってくれたらしい。そうして徐々に明らかになってきたのは、意外にも、貴理子さんの男女関係へのあくなき関心なのであった。

ここで話が少々脇道にそれるが、同様の関心から、露骨な行為に出てしまうお年寄りたちもいる。私の知るかぎり、全員が男性、つまりジイちゃんたちである。

彼らは、剣道や柔道になぞらえるなら、「無口道」や「無愛想道」に徹してきたはずなのに、こういうところではあえなく常道を踏みはずしてしまうのである。

たとえば、Aさんは七十代になったばかりの、どちらかと言えば社交的なジイちゃんである。ほかの患者さんとも医師や看護師とも如才なく付き合っている。

ところが、このジイちゃん、身もふたもない言い方をすれば〝さわり魔〟なのだ。対象はバアちゃんばかりで、看護師やケアワーカーの目を盗んでは、バアちゃんの胸や尻を撫で、あとは素知らぬふりをしている。さわられたバアちゃんのほうも無反応なので、何事もなかったかのように時は過ぎゆくのだが、たまに看護師やケアワーカーに見つかると厳しく注意されている。

それでも少しも悪びれず、へらへら笑いでそのつどごまかし、昼休みのいまは性懲りもなく、デイ・ルームのソファーで口を半開きにして眠りこけている九十四歳のバアちゃんに手を伸ばしている。

バアちゃんがはいている灰色のジャージーの上から、その痩せ細った太ももや

腰を撫でさすり、

「気持ちいいべ？　気持ちいいべ？」

と、ひたすらささやきかけているのである。

私は心の中で深くため息をつきながらも、そのときの感情の大半を占めていたのは、慨嘆でも怒りでも軽蔑でもなく、憐憫《れんびん》にも似た物悲しさであったと認めざるをえない。女性の読者は眉をひそめるにちがいないが、私は、男の性の哀れさを見せつけられたようで、身につまされる思いがしていたのである。

Aさんとは対照的に、Bさんは車椅子で、しかもみずから移動できないし、口を開くことも喜怒哀楽の感情をおもてに出すこともめったにない。にもかかわらず、この八十近い禿頭《とくとう》のジイちゃんは、若い女性の看護師やケアワーカーがそばを通りかかると、すばやく臀部《でんぶ》にタッチし、Aさんと変わらぬポーカー・フェース、昔風に言えば〝知らぬ顔の半兵衛〟を決め込んでいる。

Bさんの内面は、私にも理解しかねる。性欲の残滓《ざんし》がなせるわざなのか、ナースの白衣姿に通俗的な劣情を刺激されているのか、そこにも男尊女卑の人間観が作用しているのか。まさか親愛の情を示しているわけではなかろうな。

それ以上に不可解なのは、若い女性が近づいたときにだけ見せる、その反応の、失礼ながら食虫植物を思わせる敏速さだ。Bさんの神経回路は、いったいどのようになっているのであろうか。

認知症のせいで抑制がきかなくなっているとはいえ、同情や弁解の余地もない行為で、病棟に勤務する女性たちからの「エロじじい」という不名誉な呼び名を、Bさんは甘んじて受けねばなるまい。女性にけしからぬことをしでかすジイちゃんは、ほかにも二、三名おり、それがいずれもBさんタイプの、またもや古くさい言い方をすれば〝むっつり助平〟たちなのである。同性としては情けないかぎりだ。


貴理子さんの男女関係への興味は、むろんこうした類《たぐい》のものではない。

「わたし、ずいぶん男に追っかけられたのよ」

そんな自慢話も、ほほえましく聞こえる。例によって青春時代の回想かと思ったら、そうではなく、ここに入院したあとのことだという。

「いま、向こうから来る男にも、ずいぶん追っかけられたのよ」

彼女の視線の先を辿ると、元・寿司職人の誠三さんが所在なげにやって来るのが見えた。壁にかけてあるカレンダーでも、病棟の標識でもカーテンでも、とにかく上のほうにあるものなら何でも引っ張り落とそうとする、あの誠三さんである。

私はいささか唖然とした。いつも無言にして無表情の誠三さんが、三十歳近くも年上の貴理子さんに惹かれ、あとを追い回したとは到底信じがたい。念のため看護師たちに確かめたところ、一笑に付された。そんな誠三さんの姿は見たこともないし、誠三さんの病状から考えて、そもそもありえないそもそもありえないというのということである。となると、貴理子さんの妄想にすぎないのであろうか。

「ほかにも、わたしを追っかけてた男がいたの。いまはボーっとして車椅子（姿）になっちゃったけど、わたしの部屋にやって来ては、ションベン垂れてた男がいたのよ。あれにも追っかけられたの」

その男とは誰あろう、Bさんだと言う。私は思わず吹き出しそうになった。たしかに可能性はなきにしもあらずだが、看護師やケアワーカーたちから聞くBさんは、そういった行状をなすタイプのジイちゃんではない。

私の中で固まりつつあった貴理子さんの人物像は、粘土の人形が溶けていくように、ぐずぐずになっている。

「わたし、めちゃくちゃしてたの」

――何を、ですか？

「めちゃくちゃ」

――どんなふうに？

「どんなふうにって、めちゃくちゃ」

――僕の想像があたっていると、えらいことになるんですが（笑）。

「とにかく、めちゃくちゃしてたのよ」

かく言う貴理子さんが、時蔵さんとモヨエさんの同衾《どうきん》を「許せない」と憤る。初めのうち、私は元・女子高教師の潔癖な倫理観が言わせたものと思い込んでいた。しかし、そうではないことにやがて気づく。

ヒントは、貴理子さんがなにげなくつぶやいたひとことにあった。

「わたしは、ここの世話役のようなことをさせてもらってますからね」

意味がわからず、問い返した。

「わたしの名前、（相部屋の出入り口の）一番上に書いてあるでしょ？　世話役ということなんですのよ」

これで疑問が氷解した。あたかも「正解」と書かれた紙が、空から舞い落ちてきたような気がした。

なるほど、各相部屋の出入り口には、差し込み式のネームプレートが掲示され、同室者の名前が横書きで上から下へと順番に記されており、貴理子さんのいる部屋で一番上に来ているのは彼女のネームプレートなのである。それを貴理子さんは、自分がその部屋の「世話役」を任されたためと解釈しているのである。

だからこそ、彼女が仕切る部屋に男性が入り込んで、目下の女性と同じベッドで寝る行為など断じて「許せない」し、そんなふしだらなまねをされては世話役として「面目、丸つぶれ」という話になる。

自分がたとえ過去に「めちゃくちゃ」をしていようとも、いまはこの部屋の世話役、すなわち管理責任者なのである。潔癖とは違う意味での倫理観が、そこには働いているにちがいなかった。

ところが、彼女のこうした倫理観が、時蔵さんとモヨエさんを追い詰めていく大きな要因になってしまう。

第十話　花火

私が今回の取材で佐藤病院に通いはじめてから、二度目の夏が巡ってきた。
きょう七月三十一日には、一年を通じて最大の行事が開かれる。かれこれもう三十年もつづいている「公徳会夏まつり」（「公徳会」とは佐藤病院が属する社会医療法人の名称）の当日なのである。

読者が、もし病院内だけでのこぢんまりとした催しを想像して来られたら、度肝を抜かれるにちがいない。

この日は、なんと四千五百人もの観客が近隣から詰めかけた。毎年、地元紙の「山形新聞」でとりあげられ、病院のある南陽市の市長も駆けつける、置賜地方きってのイベントなのである。

病院わきの広大な駐車場には、焼き鳥やおでん、焼きそば、かき氷、各種ドリンクの屋台がずらりと立ち並び、急ごしらえの野外舞台には、民謡やら踊りやら和太鼓やらが入れ替わり立ち替わり登場する。豪快なはしご乗りも、地元の消防団によって披露された。

演者には病院外の人も多いが、屋台や司会進行は万事、病院の職員がとりしきっている。それで、フランクフルトを焼いているのが見覚えのある男性看護師だったり、ラムネを冷水の中から取り出してくれるのが窓口の女性事務員だったりするわけだ。

病棟のお年寄りたちも、こぞって大喜びで参加する。と言いたいところだが、実際は、看護師やケアワーカーが、たとえば車椅子で独語にふける喜太郎さんには、

「喜太郎さん、きょうお祭りだってよ。行《え》ぐべ」

と声をかけ、耳の遠い松香《まつか》さんという、次章で詳述するバアちゃんには、

「松香さぁん！　お祭り、行《え》ぐがぁ!?　おぉ・まぁ・つぅ・りぃ！　行ぐがぁ!?んだがぁ《そうですか》！　なら一緒に行ぐべなぁ！」

大声で言い、そうした呼びかけに何となくうなずいたり、興味のあるそぶりをかすかにでも示したりしたジイちゃん・バアちゃんが、手を引かれ、あるいは車椅子を押されてやって来る。

事前にナース・ステーションでは、引率する看護師やケアワーカーらに、黒沢看護師長から注意があった。

「コンニャクだんごみたいな、のどに詰まりそうなものは遠慮してください。もし急変があったら、大至急（祭りの運営）本部に連絡してください。救急室で対応します」

私はといえば、両手でお年寄りの手を引いている。

右手は時蔵さんの、左手はモヨエさんの手をとり、なにやら〝お手々つないで〟のような恰好になって、のこのこ会場に出かけていったのである。すでにお年寄り全員とは顔なじみだし、また人手不足ということもあって、デイ・ルームでそのおり時蔵さんとモヨエさんのそばにいた私にもお呼びがかかったのである。

祭りの会場に着くなり、時蔵さんは驚嘆の声をあげた。

「いやいや、すごいな、こりゃ」

「いやいやいや、こだなどご初めて来た」

祭りの目玉は花火大会で、この晩など、実に二千発以上の本格的な花火が打ち上げられた。

私たちのすぐそばには、感情障害の儀助さんも、車椅子で連れてこられている。儀助さんの、相変わらず涙をいっぱいに浮かべた瞳を見ていたら、夏の夜空にあとからあとから打ち上げられる花火が、蛍《ほたる》のように光っては消えていった。

時蔵さんの「いやいや」の声は増すばかりだ。

「いやいや、こだなすごい花火、見だごどねえ！」

椅子から腰を浮かせて叫び、しまいには、

「いやいや！」「いやいや、いやいや！」

と繰り返すだけとなった。

私は、ある種の感慨にとらわれていた。

自分はいまこんなふうにして、つい昨年まで見ず知らずだったお年寄りふたりと手をつないでいる。老いた両親とはついぞこんなふうにする機会もなく、父親とはもはや幽明境《ゆうめいさかい》を異《こと》にしたのに、これも何かの巡り合わせであろうか。とりわけ時蔵さんの、病院指定の理容師にこざっぱりと刈り上げられたばかりの後頭部からうなじにかけてのたたずまいは、それを見かけるたびに生前の老父の散髪後を想起し、私は胸を締めつけられたものだ。

ふと、この一瞬一瞬が、二度と再び訪れぬ時に思えた。それが、異常なほど生々しい実感となって、わが身に迫ってきた。なぜか、血のつながっていない時蔵さんとモヨエさんが、私の生まれるはるか以前からの知己のような気さえして、しみじみとした懐かしさを覚えたのであった。

だが、そんな心の裏側で、おふたりと手をつなぐのはこれが最初にして最後で、もう永久《とわ》になかろうとも寂しく直感していた。時蔵さんとモヨエさんの皺《しわ》だらけの手を握りながら、私は涙ぐんでいた。

花火大会の前後から、時蔵さんとモヨエさんは、ますます親密の度を加えている。

ナース・ステーションでの看護師たちの見方も、以前のものに逆戻りした。

「おたがい、もう完全に夫婦と思ってるよねぇ」

「人の恋路の邪魔もさんにゃ出来《でき》ねぇ《ない》し（笑）」

「ふたりして個室さ入ってもらうべが（笑）」

私も、時蔵さんがモヨエさんの片腕を支えにして廊下をそろそろと歩いていたり、モヨエさんが時蔵さんのジャージーの襟首《えりくび》から手を入れ、のぞきこむようにして背中をかいたりしているのを目にしていた。

再びナース・ステーションでの雑談に耳を傾けてみる。

「でも、時蔵さんは、モヨエさんと（実の）奥さんの区別がついてるみたい。こないだもよ、『ババの顔さ見たいから、帰ってもいいかぁ？』って」

「『ババ』ってモヨエさんじゃないんだ?」

「んだずぅ《そうなのよ》」

「でも、モヨエさんは（時蔵さんのことを）はっきり『うちの旦那』って言うよ」

「モヨエさんは、（本当の）旦那さん（は亡くなって）いないから」

「ふたりとも、家族が見舞いにあまり来ないよね」

「んだなぁ」

「ただ私が感心するのはよ、モヨエさんがお嫁さんの悪口、絶対に言わないことだな」

「んだな。お嫁さんのほうは、さんざん（モヨエさんに対する）グチこぼしてんのによ」

　私は、かねてから訊きたいと思っていたことを、看護の手のすいたところを見計らって、三人の女性看護師と准看護師に尋ねた。かりにXさん、Yさん、Zさんとしよう。

――たとえ重度認知症をわずらっておられても、時蔵さんもモヨエさんも、言ってみれば「人生の大先輩」ですよね。おふたりのような患者さんから逆にアドバイスされたり、あるいはみなさんのほうから人生相談を持ちかけたりされたことはありませんか?

X「あたしはないなぁ」
Y「私はあるよ」
X「んだが」
Y「ほら、うち、三人年子だべ。まだ三人ともちっちゃくて、子育てで必死のとき、（女性の）患者さんから『いまが一番いいときだぁ』って。『いまは大変だげんども、これからが楽しみだぁ』って。あれで、ずいぶん励まされた」
——それは、いいお話だなぁ。
Y「お盆すぎに、（女性の患者さんに）『ネギ、やどうのいいべが？』って訊いたら、『いい』って言われたり」
——ネギを「やどう」って何ですか？
Y「一度植えたネギを抜いて、横に並べるように植えなおすの。こうすっと、ネギの白いところが増えんのよ」
——なるほど、農業での知恵をいろいろアドバイスしてくださったわけですね。
Z「わたしも、お姑《しゅうとめ》づとめで、いろんなアドバイスもらいました」
——「お姑づとめ」って、お姑さんのお世話をすることですか？
Z「お世話することも含めたお姑さんとの関係ですよね。お姑さんに、いっつも見張られてるような感じだったので、そのことを患者さんになんとなくこぼしたら、『そげなごと、我慢さんなねごでぇ《しなくちゃいけないよね》』って」

——逆に叱られた？

Ｚ「そうじゃなくて、『（お姑さんは）丈夫でいいごでぇ《いいじゃないの》。おれだみてぇになんねぐで《わたしたちみたいにならなくて》、いいごでぇ』って」

そう言って、Ｚさんは眼《まなこ》を潤ませる。

「おれだみてぇになんねぐで」か……。私も思わず目頭が熱くなる。

——みずからご病気であることを認めたうえで、慰めてくださったのですね？

Ｚ「はい。それで『（お姑の）バッちゃ《おばあちゃん》、留守番されっか《できますか》？』って。『されるよ』って言ったら、『ほだら《それなら》、おめ《あなた》もかしぇだほうがいいごでぇ《はたらいてかせいだほうがいいよ》』って。わたし、そのころまだパートで、常勤になろうかどうか迷っていたので、その言葉を聞いて常勤になろうと思ったんでした」

——なんか感動的なお話だなぁ。

Ｚ「みなさん、ずっと生きてこられて、いろんな苦労もされてるので、人間として学ぶものがいっぱいあるんですよねぇ。勉強になるし、それが一番おもしろい。だから、この仕事、やめられないの（笑）」

ここで、私はつい余計なひとことを口走ってしまった。

私「欲を言えば、喜太郎さんからもこういう話が聞きたかったなぁ」

Z「えっ？」
私「いや、喜太郎さんは、いつもひとりごとばっかりで、それがまた堂々巡りだから。ないものねだりかもしれないんですけど」
Z「んだねぇ」
私「会話が成り立てばよかったんだけど」
Z「でも、喜太郎さん、さわやかじゃないですか？」
私「さわやか？」
Z「ええ、さわやかな感じがして好きです、わたし」
私「本当に、そう思いますか？」
Z「はい、そう思いますけど」
私「ありがとう。本当に、ありがとう……」

花火大会のちょうど二十日《はつか》後、モヨエさんの退院が決まった。

近隣の特別養護老人ホームに空きが出、病状もだいぶ落ち着いてきたので、そちらに移る計画が急遽《きゅうきょ》実現の運びとなったのである。

時蔵さんはどうなるのだろう。私は胸騒ぎがした。

そのことをナース・ステーションで看護師たちに告げると、異口同音に、

「すぐまた別の人を見つけますよ」

といった答えが返ってくる。

――そんなもんなのかなぁ。

「そんなもんですよ」

――でも、時蔵さんには、モヨエさんが支えになってるから。

「こういうことは前にも何度かありましたけど、患者さん、すぐ忘れちゃうんですよ」

――そうかなぁ。時蔵さんは違うような気がするけれど。

「案外けろっとされてると思いますよ」

しかし、時蔵さんは、孫の結婚話を機に、それまでの日常が崩れていった人である。菩提寺の檀家総代の職を辞したという十年以上も前の話を、つい昨日の出来事のように回想し、くりかえし深い喪失感に打ちのめされてきた人なのである。

愛する者や仕事が自分のもとから離れていくことに人一倍敏感で、しかも重い認知症に冒されてしまった今、彼のすっかり脆《もろ》くなった神経は、これ以上の剝奪《はくだつ》に耐えきれないのではあるまいか。私は、そう危ぶんだのであった。

事態は、その危惧が的中する方向に進んでいく。

どうか誤解していただきたくないのだが、私は先見の明を誇っているのではなく、何かの支えを失ったときの時蔵さんの姿が想像できたのである。初対面のさい、

「おれ、寺の総代、やめてきたぁ」

と泣いていたその顔と、モヨエさんが目の前から消え失せたあとの、まだ見ぬ悲嘆の表情とが、二重写しになったからだ。

異変は、まもなくあらわれた。

モヨエさんのベッドに忍び込む回数が、にわかに急増したのである。間近に迫ってきた別離が、モヨエさんへの思いをかきたてているにちがいない。

時蔵さんの心情を示して余りある姿も目撃されている。

早朝、深夜勤の女性看護師が引き継ぎ前の巡回をしていたら、ちょうどモヨエさんの部屋から出てくる時蔵さんとばったり出くわした。

「だめだぁ、時蔵さん」

と注意しようとして、彼女はその言葉を呑み込んだ。時蔵さんが涙と鼻水で顔をぐしゃぐしゃにしていたからである。そうして、

「おらだも《おれたち》終わりだなぁ。もうどうにもなんねぇかなぁ……」

しょんぼりとそうつぶやいたのだという。

これはもう「夜這い」などと呼ぶにはあまりにも切実で、絶望的な事態だ。私は胸ふさがる思いがした。

初秋の未明には、時蔵さんがまたモヨエさんのベッドに潜り込み、抱き合って寝ているところを、深夜勤の女性看護師に見つかっている。ふたりとも下半身裸で、失禁していたという。

女性看護師がふたりを起こすと、モヨエさんと相部屋の貴理子さんも起きだし、時蔵さんと険悪な様子でにらみあった。

「おめ《おまえ》がわり《わるい》んだ！」

置賜弁で責める貴理子さんを、時蔵さんは、

「なしてわり！　おれの女房だぁ！」

と怒鳴り返し、モヨエさんも珍しく興奮して大声をあげたそうだ。

その場は女性看護師がとりなしたものの、しばらくするとまた揉《も》めている。病室の「世話役」を自任する貴理子さんが、モヨエさんを相部屋から追い出し、

「けじめ付けねばなんねぇんだ」

と言い張っているのである。時蔵さんに対しても、

「ここで見張ってっから！」

二度と不法侵入は許さんとばかりに、部屋の前でがんばっている。

モヨエさんは、

「警察さ訴えてけっから！」

と叫び、時蔵さんも、

「おめ、おかしいんでねぇか！」

と気色ばんでいた。

この話をくだんの女性看護師から聞いた私は、「けじめ」と言ったわけを、翌日、貴理子さんに問うてみた。彼女は、自分の発言をちゃんと覚えており、

「あの人はお嬢様育ちだから、けじめが付かないの」

と穏やかな表情ながら、きっぱりと言う。

——「お嬢様」ってモヨエさんのことですか？

「そうですよ。あの人に訊いたら、時蔵って、あの人の家に大工で来てた人なんだそうですよ」

——時蔵さんが、モヨエさんの家の出入りの大工さんだった、と？

「はい。やっぱりお嬢様育ちだと、そういうけじめが付かないものよねぇ」

——でも、時蔵さんもモヨエさんもいい人ですよ。

「そうですよ。みんな、いい人なのよ」

貴理子さんもわかっているのである。みんな「いい人」なのだ。けれども、そ

れと「けじめ」とは話が別ということなのであろう。

モヨエさんが時蔵さんをどう認識しているかについては何度か述べてきたが、私の見るところ、モヨエさんの視界に時蔵さんが入っている限りにおいては「夫」とみなし、ふたりの間柄を尋ねられると、「うちの旦那」とか「うちの主人です」とか「おれのジッちゃん」とか答えている。逆に、時蔵さんが彼女の視界の外にいると、同じ質問に「いい友だち」などと違う返答をするようだ。

しかし、出入りの大工とは初耳である。本当に、モヨエさんは貴理子さんにそう言ったのであろうか。またもや貴理子さんが妄想で造りあげたものではないか。

不思議なのは、みずからが「けじめ」と発言した事実は記憶しており、私の問いかけにも即座に答えられた点だ。「アルツハイマー型認知症」と診断されている貴理子さんの思考回路が、いまだ私にはよく把握できない。

その後も、時蔵さんはモヨエさんとの逢瀬《おうせ》を懸命に重ねようとする。ところが、そこに決まって貴理子さんが割って入る。そんな「ふしだらなまね」は断じてさせないと、体を張って阻止しようとするのである。

貴理子さんを駆り立てているのは、「世話役」としての自負や責任感ばかりではなさそうだ。彼女の病棟内での男女関係へのあくなき関心ぶりを知るにつけ、まことに失礼な推測なのだが、独身のまま生涯を閉じようとしている自分の人生への納得のいかなさが、どこかにあるように思えてきた。ねたみや羨望も、かすかながら潜んでいるのかもしれない。

非は、むろん時蔵さんにある。だが、貴理子さんとの対立が激しくならなければ、事はもっと穏便に済んだのではなかろうか。

時蔵さんの顔つきは、明らかに険しくなっていった。看護師が止めてもモヨエさんの部屋に力ずくで入ろうとし、さらに制止しようとすると、看護師を突き飛ばしたり蹴ったりした。

貴理子さんの度重なるクレームもあって、時蔵さんの主治医も動かざるをえなくなった。夜間の就寝時のみ、時蔵さんを隔離室に移す措置を講じたのである。

こうして隔離室に入れられた時蔵さんは、昔話を楽しそうにしてくれたり、一緒に手をつないで花火に興じたりした、私が知っている時蔵さんとはまったく別人のようになってしまった。

あらんかぎりの力で、隔離室の扉を乱打した。その上部に嵌《は》めこまれた強化ガラスの小窓越しに私と顔を合わせても、初対面の他人を見るかのような無表情で、血走った両目は焦点を結んでいない。目やにがずいぶん溜まっている。そして、この人のどこにそんな声量が隠されていたのかといぶかしくなるほどの、それまで聞いたことのない腹の底からの野太い声で怒鳴りちらすのである。私は衝撃のあまり、全身に鳥肌が立った。

モヨエさんも隔離室の前に踏ん張り、梃子《てこ》でも動かないといった様子で、看護師やケアワーカーの誰彼かまわず食ってかかる。

「警察さ訴えてけっから！　なぁんもわりごどさんにぇのに、おれのジッちゃん！　おめら、ほげなごどして、警察さ訴えられっぜぇ！」

モヨエさんも以前とは顔つきが変わってしまったかに思えたが、あるとき少し離れたところにいた私の姿を認めると、向こうから小走りでやって来て、にこにこしながら、

「変わりない？」

と話しかけてくる。祭りのときのことをまだ覚えておられるのであろうか。こちらも笑顔でうなずくと、

「変わりないな。お互いにな」

さばさばとした口調で言い、

「じゃあ、またな」

と足早に行ってしまった。

翌々日、隔離室から出された時蔵さんの具合は、だいぶ落ち着いていた。私の顔も思い出してくださったらしく、弱々しげな笑みを向けてくる。

右目の上に大きな絆創膏《ばんそうこう》をしているので、わけを訊くと、そばにいた男性看護師が、先ほど廊下で転倒して切ったのだと言う。なにか満身創痍といったありさまで、濃紺ジャージーのズボンのポケットに両手を突っ込み、猫背で廊下を行く痩せ細った姿は、まるで木枯らしの荒れ野をさまよう、ひとりぼっちの難民のように見えた。

ひとりぼっちの難民――、そんな譬《たと》えが不意に浮かんで、われ知らずはっとしたのは、時蔵さんを「こころの難民」と呼んでもさしつかえなく思えたからである。

妻も子も、まったくと言ってよいほど見舞いに訪れない。認知症の引きがねとなったのは孫の結婚だが、その孫も全然寄りつかない。

病棟で知り合い、虚構とはいえ夫婦の契《ちぎ》りを結んだ相手とも、じきに仲を引き裂かれてしまう。

私なら、どうなる？

気が狂わないか。

私なら、どうする？

死にたくならないか。

私が所用で一時帰京しているあいだに、モヨエさんは娘に付き添われて退院していった。

時蔵さんの反応を知り合いの看護師に電話で訊くと、取り乱してはいないが、ふと不安げな顔で周囲を見回すことが増えたという。

モヨエさんの退院からひと月余りのち、私は再び病棟に戻り、時蔵さんと再会した。

一瞬、わが目を疑った。

すっかり面変《おもが》わりしている。濃紺のジャージー上下の姿はそのままだが、どこか視線が定まらず、口元もだらりとゆるみっぱなしで、生気がほとんど感じられない。

看護師から「便秘」と聞いたので、具合を尋ねたら、

「通じは、よっぽどいいんだぁ。だげんども、痩しぇだがらよぉ」

以前と変わらぬ実直さで答えたが、声はかすれている。

本当に痩せこけてしまった。そのせいもあって、ズボンは膝のところが撓《たわ》んで垂れ下がり、ぶかぶかのモンペをはいているように見える。「抜けがら」という

言い方しか、私には残念ながら思い浮かばない。

あとで看護師たちに聞いたのだが、モヨエさんの退院後、時蔵さんの一見奇妙な行動が発覚した。自室のベッドの毛布の中に、何足ものスリッパを溜め込んでいたのである。どうやら相部屋や他の部屋で寝ている人たちのスリッパを、無断で集めてきたものらしい。

隣室にも入り込み、まさにスリッパを持ち出そうとしているところを看護師に見つかっても、

「これはおれのものだ《おれのものだ》！」

頑として言い張った。

心にぽっかりあいた大きな空洞を、ほかの何かで必死に埋めようとしているにちがいない。だが、いくらそうしても、空洞は埋まらず、逆に広がり深くなっているのではあるまいか。時蔵さんのそんな暗澹《あんたん》たる思いを私は痛いほど感じ、胸が詰まった。

こうした時蔵さんの欲求はもっと直截《ちょくせつ》な形をとる場合もあり、病棟を歩き回りながら、目に留まったバアちゃんの手をいきなり引っ張って一緒に歩きはじめたり、バアちゃんに抵抗されると血相を変えて怒鳴りつけたりした。何が気にさわったのか、バアちゃんに往復ビンタを食らわしたこともある。あわてて飛んで

きた看護師に対し、時蔵さんは、

「ウソついだがらだぁ」

と息巻いて抗弁した。

私は、さして親しくもないバアちゃんと手に手を取って、あてどなく病棟をさまよい歩いている彼の姿を、ときおり見かけた。その顔つきは、古墳から発掘された人形《ひとがた》の埴輪《はにわ》を思わせるものに変わっていき、かつては刻み込まれた皺の一本一本が浮かび上がらせていた豊かな感情表現も、いつのまにか消失してしまった。

かくして時蔵さんは、酷な表現になるけれど私の実感を率直に述べれば、急速に無機質な存在に変質していくように見えた。

ある日の夕刻、病棟の遠くのほうにいる、あたかも古代の象形文字で「人」を象《かたど》ったかのごときシルエットが、私の見た時蔵さんの最後の姿となった。

第十一話　家族

会社でも学校でも、集団がいったんできあがると、そこにたいてい損な役回りの人が生まれる。

佐藤病院第三病棟では、どうやら松香《まつか》さんがその役割を引き受けさせられるはめになってしまったようだ。

論より証拠、いましがたも、私の目の前で派手にひっくり返った。文字通りあっという間の出来事で、私は止めに入るひまもなかった。

入浴のたびに大騒ぎをする敏江さんに、右の拳で思いきり顔を殴られたのである。ボクシングのシーンにたとえたくなるくらい、まっすぐな右ストレートを顎《あご》の先端に食らってしまったのだ。

すぐさま松香さんは起き上がった。痛そうな顔はしていない。見たところ、どこにもケガはなさそうだ。

小柄でまるっこい体形が幸いしたのであろうか。自然に受け身をとる恰好になったらしい。

松香さんは悲しげに、

「なにすんだぁ、ねえちゃぁん」

と、敏江さんに訴えかける。

「ねえちゃぁん」

松香さんがまた呼びかけると、敏江さんはその言葉をさえぎって、上から覆いかぶさるように怒鳴りつけた。

「うるせぇ！　あっちゃ行ってろ、ばかえろがぁ！」

敏江さんのつばきが、松香さんの頭や顔に降りかかる。

異変に気づいて、女性看護師がすっ飛んできた。

「どうしたの、敏江さん」

ふたりの仲裁に入って、敏江さんを軽く制するように両肩のあたりに手を添える。

敏江さんはぷいと横を向き、何も言わずに行ってしまった。

あとに残された松香さんは、敏江さんのうしろ姿を追って、つっつっと二、三歩ふみだしたが、そこで立ち止まり黙然《もくねん》としている。けれども、表情に無念さや名残惜しさはなく、まるで飛び去ったカラスか何かの鳥を見送るかのようだ。

私が事の次第を説明すると、看護師は松香さんの顎や腰の打撲の具合を診て、痛みがあるかどうかを尋ね、無事を確かめてから、ナース・ステーションに引き返した。彼女から話を聞いた同僚の女性看護師が、ため息をつくように言う。

「かわいそうだけど、敏江さんは松香さんのこと大嫌いなのよねぇ。あんなに『ねえちゃん、ねえちゃん』って言ってるのに」

実のところ、松香さんは敏江さんより十五歳も年上の九十二歳なのである。形としては、九十二歳が七十七歳を「ねえちゃん」と慕《した》っていることになる。

ふたりは、本当の姉妹でもない。この病棟でたまたま出会った赤の他人同士である。

何がきっかけでそうなったのか、誰にも皆目わからないのだが、九十二歳の松香さんは七十七歳の敏江さんを実の姉と思い込み、「ねえちゃん、ねえちゃん」とまとわりつくようになっている。

それが敏江さんには、うっとうしくてたまらない。たいがいは知らんぷりをしているのだが、腹の虫の居所が悪いと、罵声を浴びせたり、しっしっと手で追い払ったりする。

だが、殴りつけるまでには至らなかった。きょうというきょうは、堪忍袋の緒が切れたのであろうか。

付け加えれば、前章で時蔵さんに往復ビンタを張られたバアちゃんも、実は松香さんなのである。「損な役回り」と書いたのは、そういういきさつもあったからだ。

松香さんは元気なころ、さぞ世話好きだったにちがいない。こういう人を地元の言葉で「しゃいこ」と呼ぶそうだ。

ある日、私が病棟で立ったままノートをとっていたら、向こうからトコトコと近づいてきて、

「にいちゃん、くたびれるっぺ？」

と気づかってくださったこともある。

昼食のさい、例によって無口・無愛想なジイちゃんたちがぼんやり突っ立っていると、甲斐甲斐しい口調で、

「おめ、あっちさすわれ」

「おめは、そっちだ」

そう的確に指図《さしず》を出し、交通整理よろしく、テーブル席の差配をしたりする。

車椅子に乗った太めのバアちゃんには、空いているテーブルの前を指さして、

「こっちゃこえ《ここにおいで》！」

と手招きをしている。

呼びかけられたバアちゃんは、病棟では珍しく笑い上戸で、他人のちょっとした仕草にも、車椅子の上半身を揺すって大笑いする人だ。アメリカの昔のアニメに、誰かの失策を見つけたとき、両肩を上下させて笑いを噛みころす、ちょっと意地悪だがドジな犬のキャラクターがあったけれど、あれと少し似た笑い方である。

この至極上機嫌なバアちゃんは、〝しゃいこ〟の松香さんにスペースを用意してもらい、普段にも増してにこにこしながら車椅子を両手でこいでやって来た。

松香さんは、自分から他人に関わろうとする気持ちが生来強いようだ。人なつっこいと言うよりも、「人なつかしい」と言ったほうが適切かもしれない。

私のところにも始終やって来ては、身の上話をしてくださる。唐突に、

「本宮《もとみや》のグンゼ工場さ行ってな。皆勤賞でタンスと鏡台、もらったの」

と言って小さな両手を前に突き出し、表彰状を受け取るときの仕草で、ぺこりと頭を下げる。

「本宮」というのは、福島県のちょうど真ん中あたりにある町だ。「グンゼ工場」

は戦中の「軍需工場」がなまった言葉かと思ったら、そうではなく、繊維メーカーのグンゼの工場が本宮にはあり、戦前そこで大勢働いていた女工のひとりが松香さんだったというわけである。

「皆勤賞でタンスと鏡台ばもらって、『ははぁー』っと」

また最敬礼で拝受する形になり、それから満面に笑みを浮かべて、

「笑って生きるもよし、泣いて生きるもよし」

なにやら達観した様子で言い、自分の言葉にふむふむとうなずきながら、どこか行くあてでもあるかのように、その場を立ち去った。


松香さんが尋常小学校高等科を終えて働きだしたころは、ちょうど東北に農村恐慌が巻き起こった昭和初期にあたる。凶作つづきで、娘の身売りが新聞紙上を騒がせていた時代である。

松香さんは菓子問屋などで働いたのち、グンゼの工場に長く勤め、戦時中に結婚した。四人の子どもに恵まれたが、そのうちのふたりの男児は幼くして病死している。

戦後まもなく、夫は山形で自転車店を開き、彼女は家事・育児のかたわら、その経営を支えつづけた。夫が五十代の若さで亡くなってからも、あとを継いだ息

子とともに、気丈にも八十代の末まで店を切り盛りした。

同居していた独身の長女によれば、そのころから物忘れがひどくなり、九十を過ぎると、夜間のいわゆる〝徘徊〟や〝もの盗られ妄想〟が目立ってきたそうだ。やがて深夜に彷徨中、何度か転倒し、長女ひとりの手には負えなくなってしまう。

そこで最寄りの佐藤病院に連れていったところ、「混合型認知症」と診断され、入院を勧められた。CT検査の結果、記憶をつかさどる海馬に相当の萎縮が認められたのである。

入院直後、松香さんは慣れぬ環境のせいか、トイレが近かった。それを別の女性患者に、

「来てすぐションベンだなんて、節操ないごど！」

そう見とがめられ、なんとも悲しそうな顔をしていたと、ある女性看護師は振り返る。

もの盗られ妄想はなかなか改善しなかった。看護師やケアワーカーに、

「おれのバッグ、盗まれたハア」

と繰り返し訴えた。作業療法で歌集を手に童謡などを歌う合間にも、

「おれよ、この本（歌集）盗られて、ねぐなった《なくなった》んだぁ。ねえちゃん、この本さ

名前書いてけろぉ」

と、作業療法士の女性に頼み込んだりした。

逆に、デイ・ルームで突然衣服を脱ぎはじめ、そばのお年寄りに向かって、

「おれ、ひとのカネなんか盗ってねえよぉ！」

と、疑われてもいないのに、懸命な表情で弁明しだしたこともある。この妄想は、元気な頃しっかり者だった女性に多く発症するとされるが、松香さんにもそっくりあてはまるようであった。

敏江さんを実の姉と思い込み、あとに付いて回るようになったのは、入院後ふた月ほど経ったころからだ。おそらく敏江さんに何か手助けをされたか、やさしくされたか、あるいはそんなふうに思い込んだ体験が契機になったのではあるまいか。自分が窮状に置かれているさなかだけに、それが余計にうれしく、ずいぶん前に亡くなった温和な姉の面影が、敏江さんの横顔と二重写しになったのではなかろうか。

私には、重い認知症のお年寄りたちが、断崖絶壁の上に立たされている人々のように見えるときがある。眼下に広がるのは、ただ底なしの闇ばかり。その心細さを思えば、身近な他人を肉親と取り違え、すがりつきたくなる気持ちを誰が笑えようか。

突き飛ばされても、追い払われても、松香さんは敏江さんを見かけると、引き寄せられるように近づいていく。敏江さんは通常、無視を決め込んでいるけれど、ときおり苛立って声を荒らげる。

松香さんが派手にひっくり返ってからというもの、敏江さんの手が出る前に看護師やケアワーカーらが気配を察してあいだに入るようになった。

松香さんには得心がいかない。実の姉に用事があるだけなのに、どうしていちいち邪魔されなければならないのか。看護師にやんわりとさえぎられたあと、たまたま目が合った私に、

「おれのねえちゃん、仕事は洋裁だよぉ」

これ幸いといった物腰で話しかけてくる。

「こうしてよぉ」

と手で編み物をする恰好をし、今度は顎をしゃくって、

「ここも建てたの。こうして（編み物をして）よぉ」

病棟が、松香さんの中では自宅に入れ代わっているのであろう。この自慢の家は、やさしい姉が洋裁でこつこつと貯めた資金によって完成させたものなのだ。

「おれ、笹本松香っていうんだ」

話題が再び変わる。

「学校さ行って、ノートをきょうは一枚、あすは一枚やんねえといけねえんだ」

私を見つめて言うのだが、どこか目の焦点が合っていない。

「おれ、本宮から来たんだよ。実家は農家で、でも学校あったからね。そういうこと、わがんねえだべ？」

「わかりますよ」

相づちを打つと、

「おれのとうちゃん、酒・タバコはのまねえんだ。『笹本、なして酒のまねえんだぁ？』って、ごしゃがれた《おこられた》からなぁ」

と話題がまた飛ぶ。自転車屋さんをしていた亡夫の記憶が、ふと頭をもたげたらしい。そうかと思えば、私の肩越しに見えた白衣の医者のほうに視線を移し、

「にいちゃん、あの先生、校長先生だべ？　あの人は、これ持ってるよぉ」

人差し指と親指を丸めておカネのマークをつくり、にこっとする。

「まま《ごはん》、どうしてかんにぇ《たべられない》か。校長先生、わがってんだべ？　どうなんだ？　役場さ行《え》ぐのかい？　役場さ行ぐんだべ？　お月様見てて、先生、どこさ行ぐのかい？『笹本、ゼニ使ったんだべ？』って、こう言うのよぉ。ここからゼニ払うから」

はっきり申し上げて、話に脈絡はない。ただ、重度認知症のお年寄りたちの言

葉に耳を傾けてきた私にとっては、聞き覚えのある内容ばかりだ。なじみ深いと言ってもよい。

「校長先生」と「役場」は、白衣の医師の姿から、たぶん連想ゲームのように引き出された単語にすぎなかろう。自分が管理される立場に置かれているという意識も、どこかに反映されているのかもしれない。

だが、ここで注目すべきは、「まま、どうしてかんにぇか」という言葉と、指で輪っかをつくりながら持ち出した金銭の話題である。

ここでは「まま」、つまり食事がきちんととれるのか。それから「ゼニ」、つまりおカネに不自由はしないのか。このふたつのことを、ほとんどのお年寄りたちは、心のどこかでいつも気にしながら生きているようだ。現実には三度の食事が供されない場合も、あるいは入院費が払えないからといって追い出されるおそれもまずありえないのだけれど、彼らにはそれらが気がかりでならないようなのである。

もの盗られ妄想と、根っこは同じにちがいない。よるべない心細さをつねに抱えているから、さらなる喪失を恐れるのである。

重い認知症のお年寄りにも、よくわかっているのだ。自分の命をかろうじてつなぎとめているものが、食事と金銭にほかならないという現実を。

入院当初は、配偶者や子ども（とくに娘）の名を連呼するお年寄りたちにしても、やがてそうした固有名詞は、食事と金銭にまつわる即物的な単語に取って代わられる。

また、対人関係で圧倒的に多い言葉は「看護婦さん」である。相手が女性のケアワーカーや作業療法士でも、「看護婦さん」とひとくくりにして呼ばれている。

お年寄りたちの言い方をそっくりそのまま使えば、「まま」と「ゼニ」と「看護婦さん」——、この三者を土台に据えたうえで、さまざまな行動や人間関係が形づくられていく。それが、私の見てきた、重度認知症治療病棟につどうお年寄りたちの、生活の基本構造のようなのであった。

松香さんの身の上話は、体調によって、その中身の濃淡が著しく異なる。ほかのお年寄りたちと同じく、日によって違うし、一日のうちでも午前中と夕方とでは、たとえばこちらの問いかけへの反応に、しばしば天と地ほどの開きがある。

次にあげるのは、彼女の体調が、私の知るかぎり最もよいときの独語である。

「どうしたら幸福になれるんでしょうねえ。かあちゃんが病気だから、看病しないといけないの。とうちゃんいないのに、泥棒入ってきて困った。会社だって、わたしは花をつくって飾っておくんです。ねえちゃんは『こんなものはいらん』

って。子どもは大変だから『早く、早く』って。そして誰にも負けないように、ジャガイモでもダイコンでも何でも食べたんです。そしたら、石ころでガァーンとやられて、目の前も何もわかりません。大きくなったら親孝行するんだって、ほんとにわたしは何と言ったらいいのかわかりません」

彼女の言葉は止めどがない。息つぎも惜しむかのごとく、次から次へと湧き出てくる。冷凍保存されていた〝昭和の感情〟が溶け出しているかのようだ。

しかし、なぜ標準語に近い話法を選ぶのか。みずからを劇中の登場人物のように演出しようとする自意識が、どこかで働いているのかもしれない。自称が当初の「おれ」から「わたし」に変わった点にも、私は注目した。

「わたしは、ひとに負けてらんねえって気持ちです。にいちゃんは、自分ばかり、きょうもお祭りさ行きました。そして、その寺でわたしはお針（裁縫）仕事です。お針もできないようじゃ困るからと、わたしは毎日行ったんだからね。……ねえちゃんは毎日お針仕事で、ねえちゃんも二十二、三件の袈裟《けさ》織りを、なんでもかんでも引き受けるんです。わたしは口がヘタだから、わたしは耳が遠いので、この前、怒られたとき、バァーンって耳からまっ赤な血が出たんです。どうか助けてくださいと、先生が言ったんです。これだけ一生懸命やっても、しゃべることがヘタだから、みんなにバカにされるんです。耳が遠くなったから、みんなにバカにされるんです。……わたしは、かわいそうな人には何でも買いよるの。わたしのこづかいで、二千円でも三千円でもあげますよ。わたしが男だったら、こんな目にもあわないし、ハア情けないことだなぁ」

重い認知症による脈絡のなさを取り除いてみれば、彼女の心象風景がぼんやりと浮かび上がってくる。喪失感と被害者意識がその通奏低音だが、みずからの来し方への自負も、言葉の端々からうかがえよう。ただし、松香さんの耳が遠いことだけは、妄想ではなく現実である。

彼女の話は、次第に輪郭をくっきりとさせつつ、核心に迫っていく。

「かあちゃんが亡くなって、とうちゃんが亡くなって、米を持ってって食わせるんですよ。毎日食べて、子どもに食べさせて、かわいそうだから食べさせて。貧乏に生まれた人は、なんぼ悲しいかわかりません」

そこで突然、顔をゆがめた。

「うちの子どもたちは、あんまりいいことなかったべか……。男の子、生まれてすぐ死んだの……。おれ、この前、泣いたけど、とうちゃん、泣いちゃダメよ。でも、泣かねえわけないぜ……」

いつのまにか、松香さんの目に涙が浮かんでいる。早世したふたりの幼子《おさなご》のことを思い出したにちがいない。このときだけは、自称が「わたし」から「おれ」

に戻った。

「おカネだけを愛して、それだけではいけませんよ。なんでもそこにあるものは、自分のものだと思って盗るのは悪いことです。ああ、おれは悪かったと、その気持ちが出ないまではダメです。それがほんとに利口な人間です。えばってる人は、ほんとにかわいそうだと思う。それ考えると、もう少しわたしの頭がよかったらと思います。どうしたらいいんでしょうね。内も外も、みんなかわいそうな人を、どうにかしたいと思います。わたしは人のために尽くします。嘘は言いません。一生懸命やってください。一生懸命やれば、一番よくなります」

自分がこんな病状に立ち至っても、松香さんは「かわいそうな人」に思いを馳せ、いまなお人助けがしたいと言う。

前述した〝さわり魔〟のAさんに太ももをさわられているところを女性看護師に見つかり、

「松香さん、そういうときは『やんだ《いやだ》』って言うんだよ」

とアドバイスされても、彼女は、

「おれが『しろ《やれ》』って言った」

そう答えて、Aさんをかばうのであった。

私は松香さんが、洗面所で顔を洗っている小柄なバアちゃんに付き添って、自分の片手を水でしめらせながら、そのバアちゃんの髪の毛を撫でつけているところを見たこともある。

人生の辛酸をなめつくしても失わなかった、井戸の底に光る水明《すいめい》のような無垢《むく》な善意に、私は何度も胸打たれた。

その余韻に今回もずっと浸っていたかったのだが、彼女の話題はまたすぐ変わり、「ねえちゃん」の話に舞い戻ってしまう。

「ねえちゃんはねえちゃんで、ちゃんとお針仕事さ行ってます。穴があればかがって、工場さ持ってくの。ねえちゃんは頭がよかったから、上の学校さ行ったけど、わたしはおカネがないから、上の学校さ行けません。ねえちゃんも、自分ばっかりよくなってもいけないぜ。みんなよくなんねえと。みんなの世話になったんだから、迷惑かけちゃいけないんだ。ねえちゃんにも、そう言ったんだよ。わたしは、ねえちゃんとふたりで暮らすのがいいと思います」

その「ねえちゃん」こそ、病棟では敏江さんなのである。だから、あふれんばかりの親近感で敏江さんに駆け寄っていくのだが、

「あっちゃ行け！」

食いつきそうな顔ですごまれ、松香さんはその場に立ち尽くすしかない。最愛の姉であるはずの敏江さんは、両目に憎悪さえたぎらせて、赤の他人の松香さん

を厳しく拒絶しつづけるのである。

敏江さんは、アルツハイマー型認知症に冒されるまで、いまとは正反対の人格者であった。少なくとも家族の目には、そう映っていた。

病状が最悪のときの敏江さんは、まったく見るに忍びない。他のお年寄りへのあまりにも攻撃的な言動ゆえ隔離室に入れられると、今度は紙オムツを引きちぎって、あちこちに放尿したうえ、自分の大便を顔や頭に塗りたくり、あまつさえ、おむすびにして齧《かじ》ったりした。それを洗い落とすため、看護師やケアワーカーが入浴させようとすると、相変わらず殴る蹴る、ひっかく、嚙みつくの大暴れとなる。

ところが、ひとり娘の真知子さんによれば、元気なころの敏江さんは、近所でも有名なきれい好きで、「潔癖性」とからかわれていたほどだという。会社勤めをしているときも、毎朝四時に起きて、家庭菜園の手入れをし、食事の支度《したく》と部屋の掃除をきちんと済ませてから出社していたそうなのである。

敏江さんの半生もまた、松香さん同様、苦難に満ちたものであった。

戦後すぐ地元の新制中学を卒業してから、大手電機会社の部品製造工場などで働きつづけた。この間、知人の紹介で結婚し、ひとり娘をさずかったものの、すぐ離婚して、それからは女手ひとつで娘を育て上げた。

六十歳の定年後も近所の会社に勤務していたが、自動車との接触事故で打撲を負ってから体調を崩し、自宅で孫の男の子の面倒をみてすごすようになる。孫に対しては呆れるほどの溺愛ぶりだったと、真知子さんは言う。

「母がなんかおかしいなと思ったのは、『財布がなくなった』とか『通帳がなくなった』とか言い出してからです。見つかっても、すぐまた『なくなった』って言う。それがしょっちゅうなんです」

家事も面倒くさがり、あんなに片付け上手だったのに、いつのまにか洗濯や食器洗いをほったらかすようになってしまった。

もの盗られ妄想も、ひどくなるばかりであった。

「『財布盗られた！』『通帳盗られた！』って叫びつづけるんです。私や息子を問い詰めるだけじゃなくて、うちに遊びに来た息子の友達のことまで疑うようになりまして、これはもう放っておけないな、と」

地元の病院の脳神経外科に敏江さんを伴うと、医師から「アルツハイマー型認知症」の疑いが濃いと言われた。そこに通院しはじめても、病状は悪化の一途をたどった。

以前の敏江さんはおしゃれで、普段でも若づくりをしていた。七十を超えても実年齢より十歳以上も若く見られるのが、ひそかな自慢であった。それゆえ、地元の老人会のメンバーからゲートボールに誘われたりすると、笑顔で応対しながらも真知子さんには露骨にいやな顔を見せた。その母が、いまやパジャマの上にズボンをはいて平然としている。

一家に男の働き手がないため、昔から倹約家ではあったのだが、それも度が過ぎるようになった。なぜか電気製品のつけっぱなしを目のかたきにした。孫が蛍光灯のスイッチを消さずに勉強部屋を空けると、無断でそこに入っていき、蛍光灯を長い棒で乱暴に突っついた。家中のコンセントから、手当たり次第に接続プラグを引っこ抜いてまわったこともある。

真冬の凍えるような夜、真知子さんが勤務先から帰宅すると、敏江さんは暖房もつけず、まっ暗な部屋にうずくまっている。真知子さんが明かりをつけて電気コタツのスイッチを入れ、そこに入るように促すと、敏江さんは突如興奮して電気コタツをひっくり返した。

あげくの果てに、家族の留守中、部屋でゴミを燃やすに及んで、真知子さんは母を入院させる決断を下さざるをえなくなる。

専門病院での治療に望みを託し、佐藤病院に入院させたが、その支離滅裂ぶりは一時期、逆に拍車がかかったように見えた。

「便を顔になすりつけたりするようなこともあったと聞いています。本当に申し訳ないと思います」

真知子さんは、声を喉に詰まらせながら、うつむいてしまった。

高校生になった彼女のひとり息子は、入院当初こそ何度か見舞いに訪れたが、祖母のあまりの変貌ぶりに衝撃を受けたようで、

「もうバアちゃんは別人だぁ」

とつぶやき、以来、病棟には顔を出さない。

「でも、母は本当はやさしい人なんです」

真知子さんが、うつむいた顔を上げ、訴えかけるように言う。

「体の不自由な人とか、そういう弱い立場にある人たちにやさしいところが、母には昔からあるんです」

私は言葉を失った。松香さんと敏江さんとが、実際には似た者同士であったとは（！）。

それなのに敏江さんは松香さんを殴り倒すほど毛嫌いし、松香さんは幻想の「姉」に拒絶されて途方に暮れている。

「私は、母とふたりで近場の温泉に行くのが楽しみでした。母は見ず知らずの人にもすぐ『どっからござった《いらっしゃったの》？』なんて話しかけ、ずっとしゃべってる。あとで

『よく知らない人とあんなに話ができるね』って言ったら、『ああいう話をするのが大事なんだぁ』って笑ってました。もう一度、あのときの母に戻らないかなぁと思うんですけど……」

真知子さんの言葉は、嗚咽《おえつ》で途切れた。

私の脳裏にふと、うろ覚えの詩がよみがえってくる。童謡の「ちいさい秋みつけた」や「お山の杉の子」で知られたサトウハチローの詩集『おかあさん』で読んだことのある、あの詩——。

原著で確かめたら、「おかあさんはわたしを生んだの」という一編であった。

おかあさんはわたしを生んだの
それから
わたしをそだてたの
それから
わたしをたのしみにしてたの
それから
わたしのために泣いたの
それから

それからあとはいえないの

私が敏江さんに手を引かれて、病棟を何周もぐるぐると一緒に歩き回っていたことは、プロローグに記した。

それ以外でも、私は彼女によく話しかけられた。どこを気に入ってくださったのか、親しげに「おうさん」「おうさん」と呼びかけてくる。「おうさん」の意味は不明だが、むかし懇意にしていた人のニックネームか何かであろうか。

「おうさん、ちぃーっと《ちょっと》、こっちさ来てみっぺす。はえく《はやく》、はえく、こっちゃ来い、こっちゃ来い。（少し苛立って）いいから、こっちゃ来い」

――どこに行くの？

「うちの娘、頭すごくよくて、孫もすごくよくて」

――娘さんもお孫さんも優秀なんだ？（と応じながら、私の胸にはこみあげてくるものがある）

「あん？（かん高い声で「なに言ってんだ」と言いたげな憮然たる表情になり）学校《がっこ》さ行ぐから、はえく来い、はえく、はえく」

――学校、何しに行くの？

「あん？（また怪訝《けげん》な表情で）おうさん、おれ忙しいから、こげなどこ《こんなところ》で、ごげなどと、いつまでも、ああだこうだ、ああだこうだ。このバカたれがぁ！　はえく来いって、忙しいからぁ！」

とうとう怒り出した敏江さんに片手を取られ、かくして私は病棟を周回するという、お決まりのパターンと相成る。

最多記録は五周であった。距離にして合計五、六百メートル程度であろうか。

医師や看護師たちに苦笑されながらも、私には気づいた点がある。

敏江さんは、明らかに何かを探している。それは人かもしれないし物かもしれない。あるいは、家や部屋のような場所であろうか。

すれちがった掃除のオバさんには、

「いやいや、どうもどうも」

などと愛想を振りまいている。

浴室にもためらいなく入っていく。たまたま全裸のジイちゃんが、あいにく真正面を向いた姿でぼうっと突っ立っていたのだが、私と手をつないだままの敏江さんは、一瞥《いちべつ》をくれただけで、

「ま、こんなのいるから、どうにもなんねえ」

ああ、ダメだ、ダメだ、世も末だ、そう言わんばかりに首を激しく横に振って、浴室からさっさと退散するのであった。

またあるときは、ナース・ステーションの受付のあたりを片手でさすりながら、

「ここじゃね《ない》、ここじゃね、ほんとわがんね」

とぶつぶつ言っている。

「敏江さん、何を探しておられるの？」

と尋ねたら、私のほうに顔を向け、まともに目を見据えた。眼《まなこ》いっぱいに、焦燥感と切迫感がみなぎっている。

この人を、ここまで焼けつくような思いに駆り立てているものの正体は、いったい何か。

アルツハイマー型認知症？　いや、そうではあるまい。もっと奥深くにある何かだと、手をつないでいる私の皮膚感覚が告げている。

老い？　死？　恐怖？　宿命？　それとも存在自体の不安？

言葉にすると、私の放った矢は、射るべき正鵠《せいこく》からたちまち逸《そ》れてしまう。

ある瞬間、私の手を握っていた敏江さんの力が、ふっとゆるむのだ。そのとき、おそらく彼女は探しものをあきらめている。もしくは、自分が何を探しているのかさえわからなくなっている。

敏江さんの顔から焦慮の念が消え、あきらめの色が走る。すると、彼女は私の

手をおもむろに放して、硬い表情のまま、たまたま目が合ったデイ・ルームのお年寄りのほうに足を向ける。そこで松香さんと鉢合わせしたりすると、またひと騒動が持ち上がるのだが、それでもなお松香さんの敏江さんに対する献身ぶりは、いっこうに変わらない。考えてみると、これは驚くべきことだ。

私は病棟の消灯前、相部屋のベッドで横になっている敏江さんのところに、松香さんが夜間用の紙オムツを小脇にはさんで持っていったのを知っている。紙オムツの品名を記せば、ユニ・チャームの「ライフリー　一晩中あんしん尿とりパッド　夜用スーパー」であった。

ところが、それはなんと使用済みのものなのである。松香さんは、自分の紙オムツをはずして、敏江さんに届けようとしていた。

「ねえちゃんに、これ持ってきたの」

そばにいる私に気づき、話しかけてくる。きつい尿臭が鼻をつく。

「ねえちゃん、これ持ってきたのに……。あの人（看護師）、持ってってしまったの。いい？」

松香さんが子どもなら、微笑んでうなずいたかもしれないけれど、この場合そうもいかない。何よりも私は敏江さんの怒りの爆発を危惧した。松香さんには悪気などこれっぽっちもないので、敏江さんが目覚めたら厄介なことになると思ったのだが、運良くすでに寝付いていたらしく、寝言のようなあいまいな返事をしただけであった。

　敏江さんの容態は、薬物療法のかいもあってか、好不調の波を描きながら、徐々に穏やかなほうに向かっている。だが、その波が底にあるとき、隔離室に戻された敏江さんを誰よりも足しげく訪ねるのは、間が悪いことにいつも松香さんなのである。

「ねえちゃーん！　松香だぁ！」

　隔離室のドアの前に立って、大声で呼びかける。叫びながら、ドアをあけようと、ノブを回そうとするが回らない。

「ねえちゃーん！　松香だぁ！　ねえちゃーん！　松香だぁ！」

　何度目かの呼びかけのあと、隔離室の小窓の向こうに、敏江さんのいぶかしげな顔があらわれる。

　小柄な松香さんを見下ろし、歯を剝き出して威嚇するときもあれば、表情をまったく変えないときもあるが、その背後にいる私には決まって懐かしげな笑みを浮かべてくださる。

「ねえちゃん！　一時間、待っ《まっ》たずぅ《たんだよ》！」

今回そこまでは待っていないけれど、それが松香さんの偽らざる実感なのであろう。

「ねえちゃん！　さっきから、ずぅっと待ってたんだよぉ！」

松香さんの声は耳に届いていないのか、敏江さんは私のほうばかりを見て、何かを訴えようとしている。唇の形で発言を読み取ろうと努めるが、しろうとの読唇術ではさっぱり埒《らち》があかない。ただ、その表情から、言わんとするところだけはひしひしと伝わってくる。すなわち、

「おうさん、ここあけてけろ、ここから出してけろ」

このことにちがいない。

一方、小窓にのぞく敏江さんの顔を見上げて、しきりに語りかけていた松香さんは、このままではどうにもならないといった表情で、私のほうを振り返り、

「にいちゃん」

と声をかけてきた。

「にいちゃん、ドア、あけてくんねえかなぁ」

私を見上げ、必死に懇願する。

「ねえちゃんは、みんなのために一生懸命、稼いでくれたんだぁ。ごはんのために一生懸命……」

松香さんは泣いていた。

「にいちゃん、あけてやってハア、あけてやってハア、あけてやってハア……」

私には、なすすべもない。そのあまりの不甲斐なさに気づいたのか、彼女は別の誰かの助けを請うまなざしで、そこを離れていった。

その去り際、不思議なひとりごとを残した。

「ジイちゃん、どごさ行ぐ。おれとジイちゃん、裸で頑張ったんだぜぇ」

ひょっとすると、いま松香さんと敏江さんと私の三人がいた、重度認知症治療病棟のこの一隅には、架空の「家族の空間」ができていたのではないか。

私がそう思ったきっかけは、ある女性看護師から、

「敏江さんは、野村さんのことを実の旦那さんと思ってるみたいなんですよ」

と指摘されたことにある。

目の前に立ちこめていた霧が、にわかに晴れていくような気がした。

そうか、敏江さんが私を呼ぶときの「おうさん」とは、「おとうさん」の意味なのかもしれない。とすると、松香さんにとって、私は「姉の夫」、したがって「義兄」にあたる。

松香さんの「にいちゃん」という呼びかけを、私は彼女より年下の男性一般に対する呼称とみなしていたが、そうとは限らないのではないか。

松香さんの身になってみよう。

ここに、年老いた「自分」がいる。やはり年老いた「姉」は、なぜか狭い部屋に閉じ込められてしまった。「姉の夫」に、カギをあけてそこから出してくれるように頼みつづけたのに、「義兄」はとまどうばかり。かつては一緒に「裸で頑張った」頼りの夫も、どこかへ消えてしまい、行き先もわからない。自分はどうしたらよいのだろう。大好きな姉を助けるため、自分にはいったい何ができるのだろう……。

霧の向こうからありありと姿をあらわしてきたのは、そんな無力な「自分」、誰もがいつでもそうなりうる孤独な「自分」の姿なのであった。

私たちの家族もまた、松香さんがひたすら思い込んで創りあげた幻想の家族と、どれほど違っていようか。しかも彼女は、たとえばこの私などよりもはるかに深い、家族や他者への愛を保持している。彼女と私のいずれが、より真人間に近いであろうか。

長期の、俗に言う〝密着取材〟を続けていて、ふと気づいたことがある。

重度認知症のお年寄りたちには、いわゆる〝悪知恵〟がまるでない。相手を出し抜いたり陥《おとしい》れたりは、決してしないのである。単に病気のせいでそうできないのだと言う向きもあろうが、私は違うと思う。

魂の無垢さが、そんなまねをさせないのである。言い換えれば、俗世の汚れやら体面やらしがらみやらを削ぎ落として純化されつつある魂が、悪知恵を寄せ付けないのだ。こうしたありようにおいては、われらのいわば〝成れの果て〟が彼らではなく、逆に、われらの本来あるべき姿こそ彼らではないか。

人生を魂の長い旅とするなら、彼らはわれらが将来「ああはなりたくない」とか「あんなふうになったらおしまい」と忌避《きひ》する者たちでは決してなく、実はその対極にいる旅の案内役、そう、まさしく人生の先達《せんだつ》たちなのである。

エピローグ　黒沢絹枝看護師長の話

野村さんが第三病棟（重度認知症治療病棟、以下括弧内は筆者注）で会われた方々は、残念なことに、もうどなたもここにはおられません。（私が取材を終えて一年半ほどのあいだに）亡くなられたか、あるいはほかの施設や病院に移られたかで、いまはひとりもいらっしゃらないんですよ。

時蔵さんは、老衰で亡くなられました。（妻と思い込んでいた）モヨエさんが退院されてから、急に衰えてしまって、車椅子での生活になり、そのあとは寝たきりでした。

ご遺体は息子さんが引き取りに来られました。時蔵さんの奥さんは、最後までいらっしゃいませんでした。

貴理子さん（時蔵さんと揉めていた元・女子高教師）も、老衰で亡くなられました。朝早く、巡回の看護師がお名前を呼んでもご返事がなく、当直医により死亡が確認されました。

　喜太郎さん（私が長老の叡智あふれるひとことを期待していた〝チーフ〟）も亡くなられました。気管支喘息《ぜんそく》から肺炎になって、けれども苦しまれず老衰のような形でした。（感情障害でよく涙に暮れていた）儀助さんも、老衰で亡くなられました。

　節子さんも亡くなられました。いつもミトン着用でタオルをしゃぶっておられましたが、ずっと寝たきりで、最期は老衰でした。

　源五郎さんも亡くなられました。循環器系のご病気でした。しょっちゅう自動ドアのとこさおられて、かわいそうな気がしましたけど、私たちとしてはどうしようもできなかったんです。

　庄一郎さん（戦禍の悪夢に苦しめられていた元・日本兵）も亡くなられました。深夜勤の看護師が巡回したときは異状なかったのですが、三十分後に行ったら口から少し泡を吹いておられて、もう心肺停止状態でした。お年でしたから、老衰だったと思います。

　誠三さんも亡くなられました。野村さんがおられたころは、カーテンでも何でも引っ張って活発でしたけど、その後〝おしゃぶり行為〟がひどくなって、ありとあらゆるものをしゃぶられるんですよね。私たちはいつもタオルを用意していたのですが、人間の唾液ってこんなに出るのかと思うくらい、すぐタオルがぐっちゃぐっちゃになってしまいました。

ある日の朝、看護師が食事を介助しようとしたら、誠三さんの体が傾いており、そのとき麻痺に気づきました。CTを撮ったら脳内出血があって、それからはほとんど寝たきりのままで、直接の死因は肺炎でした。

ハナさんは、野村さんがいらしたころにはよく（ファンタジーを）しゃべっておられましたけど、その後、話もほとんどできなくなって、別の施設（特別養護老人ホーム）に移られました。（もの盗られ妄想の）徳子さんも、ほかの施設に移られました。

勘平さんは、施設ではなく、別の病院に移られました。つなぎ服でよく歩いておられましたけど、つなぎはもう着ておられないそうです。あちらの病院でも、みなさんにかわいがられているとうかがいました。（戦争直後、満州での子連れの逃避行から生還した）タミさんは、ほかの施設に移られました。（感情障害の儀助さんにまとわりついていた）倭歌子さんも、別の施設に移られました。

そして、最後になりましたが、（私の手を取って病棟を周回していた）敏江さんは亡くなられました。

ご病状に多少の波はありましたけど、だんだん落ち着かれて、カギのかからない部屋で静かにお休みになれるまでになっていたんです。それまでの介護は大変でしたが、みんなにかわいがられていました。敏江さんには純粋なところがあって、めんごかったからだと思います。

娘さんが、〝一時帰宅〟のときには美容院に連れていってパーマをかけてあげたり、病棟でもかわいいパジャマを着せたりして、本当によくお世話をしておられましたね。最期は、脳梗塞のあと肺炎を併発されて亡くなられました。

松香さんは、敏江さんが亡くなる半年ほど前に退院され、別の施設に移られました。退院直前まで敏江さんのことを「ねえちゃん、ねえちゃん」と慕っておられました……。

この第三病棟ができたのは一九九一年（平成三年）のことで、私はその年に配属されました。それから異動になって別の病棟でも働きましたが、またここに戻ってきたわけです。

二十数年前に初めて、重度認知症の方々と集団で関わったときには、「問題行動」と呼ばれる認知症の周辺症状に悩まされました。

トイレではなく廊下や部屋の隅に放尿されてしまう。ときには排便もされる。自分の排泄物（大便）を食べておられる方の〝口腔《こうくう》ケア〟をしたときには、吐き気をもよおしゲェーゲェー言いながら、口の中をきれいにしてさしあげたことをよく覚えています。いわゆる〝異食行為〟は、ほかにも紙オムツやトイレットペーパーから、ボタンやクレヨンまで身近にあるものすべてが対象となるので、まったく気が抜けません。

警察官だった方を入浴介助しているとき、抵抗されて、「きさまら、逮捕する！」と怒鳴られたこともありました。源五郎さんではありませんが、面会の方と一緒に外出してしまい、病院から何キロも先で見つかった方もおられました。当初は、このような問題行動にたびたび驚かされ、その対応に明け暮れる毎日が続きました。

しかし、こうした方々とも馴染みの関係になり、情が通じ合うようになると、何気ない笑顔にこちらが癒されることも増えました。介護や看護の現場でお年寄りを「かわいい」と言ったらダメだと言われるんですけど、やっぱりかわいいですよね。ほんとにかわいいの（笑）。純粋なところがあって、ここにおられるお年寄りの方々が私は好きです。

ご家族からのねぎらいや感謝の言葉に、自己満足かもしれませんが、少しはお役に立てているのかなと思ったりもします。

私がこの病棟に来た二十数年前に比べると、活動性の高い方が多くなったように感じます。同じ八十歳でも、当時の八十歳といまの八十歳とでは、いまのほうがずっと若いような気がします。それも関係しているのかどうかはわかりませんが、暴れるとか動き回るとか、そういった家庭や施設で対応できないほど活動的なケースが増えていて、この病棟の需要が高くなっているのはまちがいないようです。その意味で、ここは〝最後の砦《とりで》〟なんだと思います。

介護用品も、ずいぶん変わりました。布オムツから紙オムツへ、もしくは尿取りパッドや紙パンツ、オムツはずし予防の介護着など、新たに開発された製品が次々に導入されてきました。布オムツの時代に比べると、非常に細かい工夫が施されていて、私たちも助かっています。

けれど、むかしもいまも、マンパワーが一番必要とされる点は変わりません。職員の目と腕が頼りの場面が多い病棟です。

ここで最期を迎えられるお年寄りは、たいてい穏やかに亡くなられます。それまで歩んでこられた人生のご苦労を振り返ると、思わずご遺体をさすったり頭をなでたりしたくなり、実際にそうすることもよくあります。

あるお年寄りが亡くなる直前のことです。ベッドに寝たきりでほとんど会話もできなくなっていた女性の方でしたが、見舞いに来られたご家族の前で突然、声をふりしぼるようにして、

「がんばったじぇー！」

と絶叫されたんでした。

まるでご自身の人生を存分に生き切ったと、最後の最後に宣言されたようで、私はそのひとことがいまも忘れられません。

あとがき

なんと個性的な人々であろうか。

山形県南陽市にある重度認知症治療病棟での取材を始めてすぐ、私は、そこにつどう人々の圧倒的な存在感に目を見張らされる思いがした。

取材歴だけはもうかれこれ三十年を数えていたが、かくも強烈な個性の持ち主たちの集団に入ったことが私にはなかった。

取材開始の数日後、私を心よく受け入れてくださった佐藤病院理事長の佐藤忠《ただ》宏《ひろ》さんから病棟の印象を訊かれたので、率直に感想を述べると、

「そうなんですよねえ。地道に黙々と生きてきた人たちが、こう（重度認知症に）なると、個性がうわぁーっと出てくるんですよねえ」

と、しきりにうなずいておられたものだ。

いまさら言うまでもないが、認知症に関する情報は、マスメディアにあふれか

えっている。

新聞・雑誌やテレビ、ラジオ、インターネットなどのメディアの大半は今年初め、全国の認知症の患者数が、二〇二五年に最多で七百三十万人にのぼるとの厚生労働省による推計を報じた。二〇一二年の時点では約四百六十二万人で、六十五歳以上の人口の七人にひとりだった認知症患者の割合が、いまから十年後には五人にひとりに急増するというのである。

認知症関連の特集も、頻繁に組まれている。おおむねトーンは同じで、昨年末「朝日新聞」(二〇一四年十二月二十九日付朝刊)に掲載された『報われぬ国』というシリーズ企画など、その典型であろう。見出しだけを拾っても、「認知症」「興奮・徘徊……施設『みきれない』」「1年半8カ所転々」「『若年性』さらに狭き門」「精神科への入院増加」といった文言《もんごん》が強調されている。

そこから浮かび上がるのは、私たちが思い描く、一片の救いもない認知症のイメージである。ただただ重く、暗く、絶望的で、まるで厄介者のような患者像である。重度認知症ともなれば、なおさらであろう。

しかし、私が間近で接した重度認知症の人々の実態は、まったく違っていた。

たとえば、ここに一本の丸太がある。

のこぎりで切り、かんなで削り、のみや小刀で彫り進め、仏像に仕上げていく。どうも、それとよく似ているのではないか。彼らを生仏《いきぼとけ》や聖人にまつりあげるつもりは毛頭ないが、私は、そんな気がしたのであった。

認知症の進行とともに、罹患《りかん》者の内面から、常識や世間体や煩雑な人間関係といった余分なものが削ぎ落とされ、いわば〝地肌〟があらわになる。それは、私たちから見れば、ときに目をそむけたくなったり見るに忍びなかったりするものであろうが、その人が秘めていた個性の核心であるにちがいない。

そこには、彼や彼女が生き抜いてきた人生の、いままでほかの誰にも見せてこなかった面が鋭く突出している。それらは、サルバドール・ダリの鮮烈な絵の数々を私によく思い起こさせた。

絵画になぞらえると、その一方で、最晩年のゴヤが描いた「ボルドーのミルク売りの少女」と瓜《うり》ふたつの、夢見るような表情をも、私はたびたびまのあたりにした。そこにただよう超俗の気配に、われ知らず吸い込まれそうになり、一見両極端に思える（だが実は相通じている）彼らの相貌《そうぼう》をできるかぎり正確に伝えたいと願うようになった。本書は、そのような願望の産物である。

私事で恐縮だが、本書の執筆中に母が九十一歳で他界した。

認知症が進むにつれ、私のことを死んだ弟と思い違えるようになり、私は叔父の名で呼びかけられるたびに、落胆と諦観がないまぜになった気分に落ち込んだ(高倉健の著作ではないが、「あなたに褒められたくて」というところが私にもあったから)。そのつど、おのれの感情を微苦笑でごまかしていた。

母は元気な時分、気丈で厳格な面ばかりを私に向けてきた。少女のころ父を病《やまい》で失い、兄と弟(先ほどの病没した弟とは別の弟)も戦争に奪われた彼女は、戦前から戦中・戦後を貧しい母子家庭の長女として、人一倍気を張りつめて生きてきたのであろう。そんな母の、小春日和の日差しにまどろむかのような表情にふれることができたのは、思いがけぬ僥倖《ぎょうこう》であった。本当は穏やかな人であったのかもしれないと私は感じた。このルポルタージュを書いているあいだ、別人のごとく柔和になった母の顔をよく思い浮かべていた。

足掛け五年にわたっての遅々として進まない取材と執筆の間、佐藤病院の佐藤理事長を始めとする職員の方々には、ひとかたならぬお世話になった。拙著『救急精神病棟』に引き続き、元・千葉県精神科医療センター長で現在佐藤病院の顧問をつとめる計見《けんみ》一雄医師からは、貴重なご教示をたびたび頂戴した。心より御礼を申し上げたい。

なお、本書に登場される方々は、病院関係者や識者を除き、すべて仮名にさせていただいた。病院関係者の役職は、現在ではなく取材時のものである。また、人物の特定を避けるため、事実の一部を変えたりデフォルメしたりした箇所があることを、最後にお断りしておきたい。

本書を、重度認知症治療病棟で出会ったジイちゃん・バアちゃんたち――、すでに過半が天に召された、忘れがたき方々に捧げる。

二〇一五年早春

野村　進

認知症をもっと深く知るための三十の資料
（比較的入手しやすいものに限定）

▽認知症の人の立場から

佐藤雅彦『認知症になった私が伝えたいこと』（大月書店）
クリスティーン・ボーデン著、桧垣陽子訳『私は誰になっていくの？——アルツハイマー病者からみた世界』（クリエイツかもがわ）
リチャード・エア監督『アイリス』（DVD・松竹）

▽家族の立場から

岡野雄一『ペコロスの母に会いに行く』（西日本新聞社）
藤川幸之助・詩、松尾たいこ・絵『満月の夜、母を施設に置いて』（中央法規出版）
耕治人『そうかもしれない』（晶文社）
関口祐加監督『毎日がアルツハイマー』（DVD・紀伊國屋書店）
原田眞人監督『わが母の記』（DVD・キングレコード）

▽介護・看護の専門家の立場から

阿保順子『認知症の人々が創造する世界』（岩波現代文庫）
三好春樹『老人介護　じいさん・ばあさんの愛しかた』（新潮文庫）

三好春樹『完全図解　新しい認知症ケア　介護編』（講談社）
佐藤眞一『認知症「不可解な行動」には理由《ワケ》がある』（ソフトバンク新書）
村瀬孝生『おばあちゃんが、ぼけた。』（イースト・プレス）
六車由実『驚きの介護民俗学』（医学書院）
本田美和子、ロゼット・マレスコッティ他著『ユマニチュード入門』（医学書院）

▽専門医・研究者の立場から

小澤勲『痴呆を生きるということ』（岩波新書）
小澤勲『認知症とは何か』（岩波新書）
小澤勲・黒川由紀子編著『認知症と診断されたあなたへ』（医学書院）
大井玄『「痴呆老人」は何を見ているか』（新潮新書）
池田学『認知症　専門医が語る診断・治療・ケア』（中公新書）
上田諭『治さなくてよい認知症』（日本評論社）
丸山敬『これだけは知っておきたい認知症Ｑ＆Ａ55』（ウェッジ）

▽ジャーナリストによる報告

新潟日報報道部編『認知症とともに　安心して暮らせる社会へ』（新潟日報事業社）
信濃毎日新聞取材班『認知症と長寿社会　笑顔のままで』（講談社現代新書）
朝日新聞取材班『認知症とわたしたち』（朝日新聞出版）
毎日新聞特別報道グループ編著『老いてさまよう　認知症の人はいま』（毎日新聞社）
佐藤幹夫『ルポ認知症ケア最前線』（岩波新書）

▽老いへの視線
新村拓『老いと看取りの社会史』(法政大学出版局)
新村拓『痴呆老人の歴史——揺れる老いのかたち』(法政大学出版局)
深沢七郎『楢山節考』(新潮文庫)

解放老人《かいほうろうじん》

認知症《にんちしょう》の豊《ゆた》かな体験《たいけん》世界《せかい》

2015年3月10日　第1刷発行

著者……………………野村《のむら》 進《すすむ》

装幀……………………川島 進（スタジオギブ）

発行者…………………鈴木 哲

発行所…………………株式会社講談社

東京都文京区音羽2丁目12-21【郵便番号】112-8001

電話【編集】03-5395-3522

【販売】03-5395-3622

【業務】03-5395-3615

印刷所…………………大日本印刷株式会社

カバー印刷……………豊国印刷株式会社

製本所…………………黒柳製本株式会社

JASRAC 出 1500856-501

ISBN978-4-06-216425-2　254p　20cm　N.D.C. 916

本書は、「Ｇ２」2013年Vol.12に掲載された「最晩年　重度認知症治療病棟にて」と、「Ｇ２」ウェブサイトに連載された「ルポ 最晩年」第1章〜第10章を大幅に加筆したものです。

プロフィール

野村 進（のむら・すすむ）
1956年、東京都生まれ。上智大学外国語学部英語学科中退。1978〜80年、フィリピン、アテネオ・デ・マニラ大学に留学。帰国後、『フィリピン新人民軍従軍記』で、ノンフィクションライターとしてデビュー。97年、『コリアン世界の旅』で大宅壮一ノンフィクション賞と講談社ノンフィクション賞をダブル受賞。99年、『アジア 新しい物語』でアジア太平洋賞を受賞。現在、拓殖大学国際学部教授もつとめる。主著に『救急精神病棟』『日本領サイパン島の一万日』『千年、働いてきました── 老舗企業大国ニッポン』『島国チャイニーズ』。近著は『千年企業の大逆転』。